手順が見える! 次の動きがわかる!

消化器外科の手術看護

大野 義一朗

北海道立天売診療所

医学書院

著者略歴

大野 義一朗 Giichiro OHNO

1982 年北海道大学医学部卒業，代々木病院で研修を開始。
1987 年北海道勤労者医療協会中央病院外科，1988 年代々木病院，1992 年東葛病院外科勤務。
1997 年第 39 次日本南極地域観測隊の医師として南極昭和基地で越冬。
1999 年東葛病院外科に復職，現在同病院外科部長，副院長。
2022 年北海道立天売診療所。赤ちゃんから高齢者まで，外科も内科もなんでもやってくる島で唯一の診療所。「外科手術も離島医療も大事なことは同じ」。
日本外科学会専門医・指導医，国立極地研究所客員教授。

手順が見える！ 次の動きがわかる！
消化器外科の手術看護

発　行　2018 年 3 月 1 日　第 1 版第 1 刷©
　　　　2022 年 12 月 15 日　第 1 版第 2 刷

著　者　大野《おおの》義一朗《ぎいちろう》

発行者　株式会社　医学書院
　　　　代表取締役　金原　俊
　　　　〒113-8719　東京都文京区本郷 1-28-23
　　　　電話　03-3817-5600(社内案内)

印刷・製本　山口北州印刷

ISBN978-4-260-02200-2

執筆協力者一覧

（五十音順）

安藤 法子

五日市 宏

宇佐見 久乃

岸野 亜紀子

北村 治郎

木村 文香

小林 美佳

左部 祥子

スレスタ サントス

副島 ゆうか

継 篤

濱砂 一光

早坂 真紀子

広戸 真奈

星 美由紀

渡辺 真

上記の手術室の看護師，外科医，麻酔科医の皆さん，
とりわけ自分たちの本を作りたいと忙しい中で協力してくれた
看護師さんたちがいなければ，この本はできませんでした。

はじめに

オペ室は「覚えることが多すぎる」けど「覚えるだけでは物足りない」。この本は，そんなオペ室１年目から３年目の看護師さんが手術を好きになる本を作りたいと，オペ室看護師と外科医で考えてできあがりました。

本書で取り上げたのは，消化器を中心に，頻度の高い手術として乳房部分切除術を加えた10種類の手術です。どれも外科医がはじめに担当する手術であるように，オペ室の看護師さんがはじめに器械出しを経験する手術です。

外科手術の種類は気の遠くなるほど数がありますが，この10種類で一般病院の外科手術の約６割，１年目から３年目の看護師が担当する器械出しの手術の約７割を占めています。さらに，だんだん難しい手術やまれな手術に挑戦していくわけですが，ここに取り上げた手術の基本的な考え方や手技が，より高度な応用編への土台になります。ですから，この10種類の手術を，自分の得意な「自信のある手術」にしてください。

本書で一番重視したのは，手術の流れを理解してもらうことです。医師の指示は，手術の流れの中ででてきます。手術の流れがわかっていれば，次の指示を先読みできます。そうして余裕ができると，器械出しが楽しくなります。

また「この操作は何のためにするの？」と，よく看護師さんから質問されることも挙げてみました。器械出しには直接必要のない知識に思えるかもしれませんが，わからないことを知ることで好きになり，好きになれば器械出しがもっとうまくなります。

手術は最初から最後まで淡々と進むものではありません。いくつか難度の高いところや危険な場所があり，執刀医の緊張も高まります。そんな手術のキモとヤマ場を強調しました。その時の執刀医の胸の内を理解した器械出しが苦境を救います。

手術をコントロールしているのは，ここだけの話，執刀医の力を最大限に引き出してくれる器械出し看護師の力なのです。そんな器械出し看護師をめざす皆さんを心から応援しています。

2017年12月

大野義一朗

目次 CONTENTS

手術に使用する器械や手術の手順などは，筆者が東葛病院で行っている方法をもとにしています。病院によって器械の名称や手順は異なることがあります。

イラスト　櫻井ゆきのり
本文デザイン　hotz design inc.

1 腹腔鏡下胆嚢摘出術

胆嚢摘出術の概要

胆嚢の働きと胆嚢摘出術

「胆嚢は胆汁を作っている」と勘違いしている人が多い。

胆汁は肝臓で作られて肝内の胆管を流れ，無数の胆管が川のように合流して最後は左肝管と右肝管にまとまり肝臓から出る。2本の肝管が合流して総肝管となり，さらに胆嚢管が合流して総胆管となって十二指腸につながる。こうして胆汁は十二指腸に流れ込み，食物と混ざって主に脂肪の消化を助ける。

胆嚢はその途中にあり，胆汁をいったん溜めておく。食べたものが十二指腸を通過する時に胆嚢が収縮し胆汁をしぼり出す。

この胆嚢の働きが悪くなると，溜まった胆汁がうまく出なくなり，中によどんだ胆汁が固まって胆石になる。そのまま無症状の人もいるが，ひとたび胆石発作や胆嚢炎を起こすと繰り返すようになる。こうなると治療が必要で，胆嚢摘出手術が行われる。

手術は，現在ではほとんどが腹腔鏡下で行われるが，腹腔鏡下手術でも開腹手術でも胆嚢を全摘することは同じで，100年以上続くゴールデンスタンダードだ。

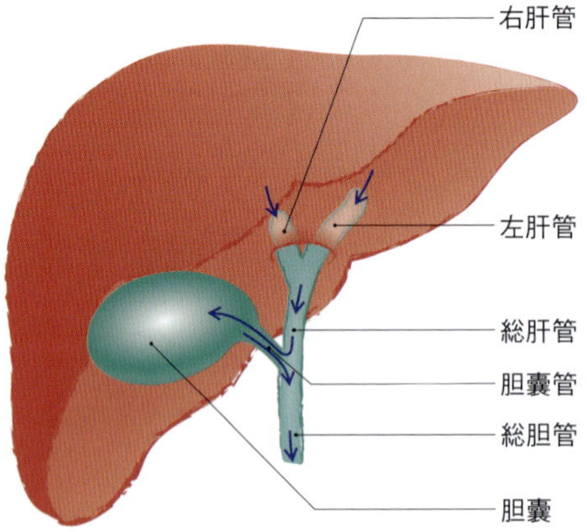

▲胆汁の流れ

胆嚢摘出術の3つの要点

胆嚢摘出術の要点は，次の3点である。

- 胆汁の流れる胆嚢管を切断する
- 胆嚢動脈を切断する
- 胆嚢を肝臓から剝がす

》胆嚢摘出術の 3 つの注意点

胆嚢摘出術において注意することは，次の３点である。

- 胆嚢管以外の総胆管や右肝管を切ってはいけない
- 門脈や右肝動脈を切ってはいけない
- 肝臓から出血させない

言うのは簡単だが，実際は難しい。

血管や胆管は脂肪に囲まれていて，どこに胆嚢管があるのかわからない。そして，胆汁の流れる管が見えても，それが胆嚢管なのか総胆管なのか，すぐにはわからないからだ。術者が最も緊張するのもこの点で，胆嚢管，胆嚢動脈を確認して切断するまではピリピリしている。

胆嚢は粘膜と薄い筋層でできた袋で，その周りをうっすらと脂肪が覆っており，その外側に漿膜か肝臓がある。肝臓側では粘膜を破らないように，脂肪の層か筋層で剥離する。

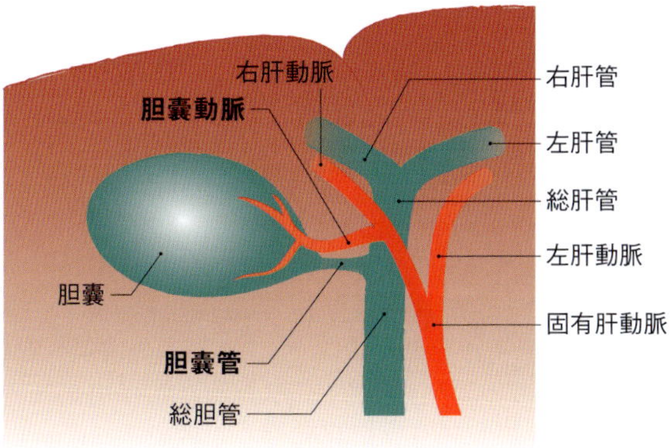

▲切断する胆嚢管，胆嚢動脈の位置

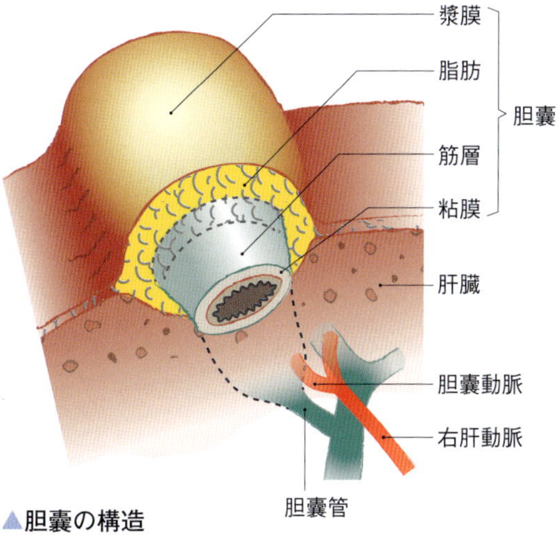

▲胆嚢の構造

腹腔鏡下胆嚢摘出術の基本

体位

仰臥位。足を下げ，患者の右側を上にベッドを傾けるため，身体の固定はしっかりと行う。この体位をとることで腹部臓器（特に腸管）が左下に移動するので，右上腹部にある胆嚢の手術視野が確保できる。

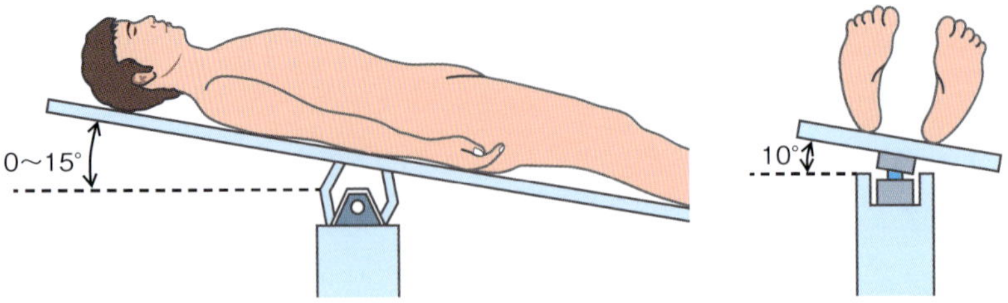

▲胆嚢摘出術の体位

麻酔

- 全身麻酔＋硬膜外麻酔

手術に要する時間

- 1〜1.5 時間

手術適応

- 絶対適応：有症状の胆嚢結石症，胆嚢ポリープ，胆嚢腺筋腫症など。急性胆嚢炎では，早期（72 時間以内）に準緊急手術として行うこともある。
- 相対適応：症状はないが，大きさや形から悪性が疑われる慢性胆嚢炎，胆嚢ポリープ，胆嚢腺筋腫症

胆嚢摘出術はほぼ腹腔鏡下で行われるが，以下のような場合は開腹で行われる。

- 手術歴があり，癒着の可能性が高い。
- 総胆管に石がある（ERCP*で総胆管結石を除去した上で腹腔鏡下に胆嚢摘出術を行うことが多い）。＊内視鏡的逆行性胆管膵管造影

Q&A

Q 麻酔の方法はどうやって決めるの？

A 手術の時間や範囲，術後の鎮痛の要不要などに合わせて，麻酔の方法を組み合わせます。
麻酔の 3 要素は，痛くないこと（無痛），眠っていること・覚えていないこと（鎮静），動かないこと（筋弛緩）です。
全身麻酔は，鎮静と筋弛緩の効果は抜群ですが，無痛のためには深い麻酔が必要です。
硬膜外麻酔は抜群の無痛効果がありますが，鎮静や筋弛緩作用はありません。また，留置した硬膜外腔チューブを術後の痛み止めにも使用できます。
腰椎麻酔は無痛と麻痺による筋弛緩作用がありますが，鎮静効果はなく，作用時間が短めです。
たとえば胃がんの手術は時間がかかり，切除範囲も大きく，術後の痛みも強いので全身麻酔＋硬膜外麻酔，乳房部分切除術は短時間で術後の痛みも軽いので全身麻酔だけ，という具合です。

使用する主な器械

- ラパ胆セット*
  - ・コッヘル鉗子（短直）
  - ・ペアン鉗子（短直/短曲）
  - ・短有鉤鑷子
  - ・短無鉤鑷子
  - ・クーパー剪刀（短曲）
  - ・メッツェンバウム剪刀（短曲）
  - ・マチュー持針器
  - ・メスホルダー
  - ・筋鉤（1A/2A）
  - ・消毒鉗子
  - ・布鉗子（鈍）

＊ラパ胆（腹腔鏡下胆囊摘出術の通称）に必要な器械一式をまとめたもの。病院によって名称は異なる。

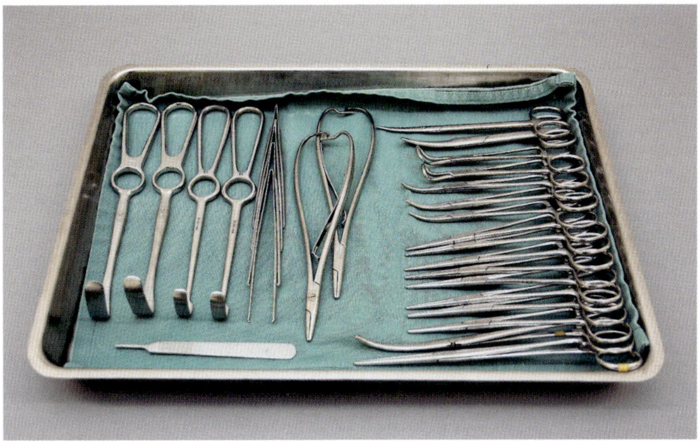

▲ラパ胆セット

- 把持鉗子（なみなみ鉗子，①）
- ミニラップ・アリゲーター鉗子（②）
- ケリー鉗子（③）
- メッツェンバウム剪刀（④）
- 把持鉗子（くちばし鉗子，⑤）
- 超音波凝固メス（ハーモニック®，⑥）
- 結紮用クリップ（ヘモロック®，⑦）

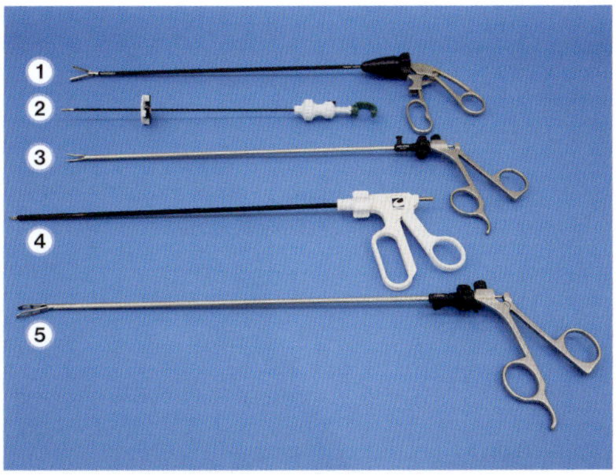

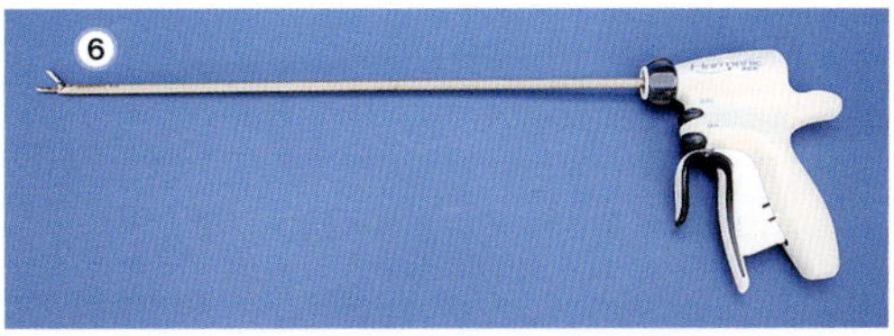

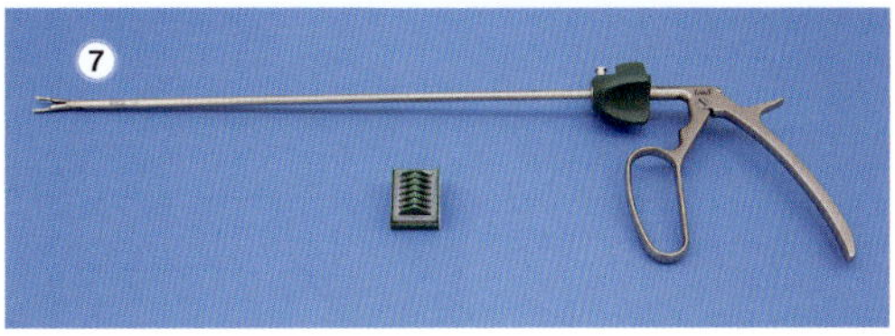

▲腹腔鏡下胆囊摘出術で使用する主な器械

- トロッカー（12 mm 臍用，⑧）
- トロッカー（12 mm，⑨）
- トロッカー（5 mm，⑩）

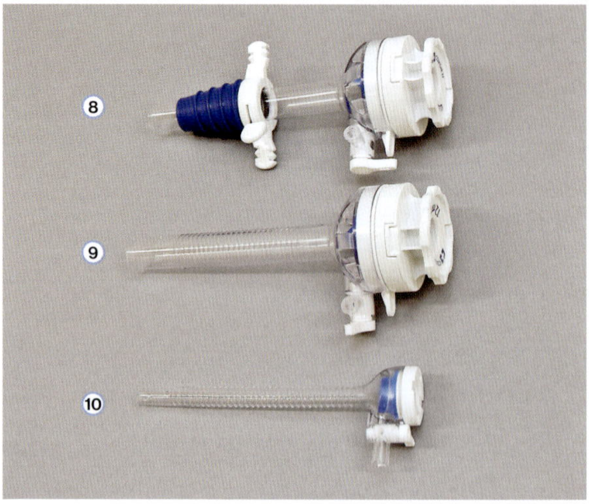

▼腹腔鏡手術に使用する把持鉗子の使い分け

鉗子の種類	特長と用途
把持鉗子（なみなみ鉗子） 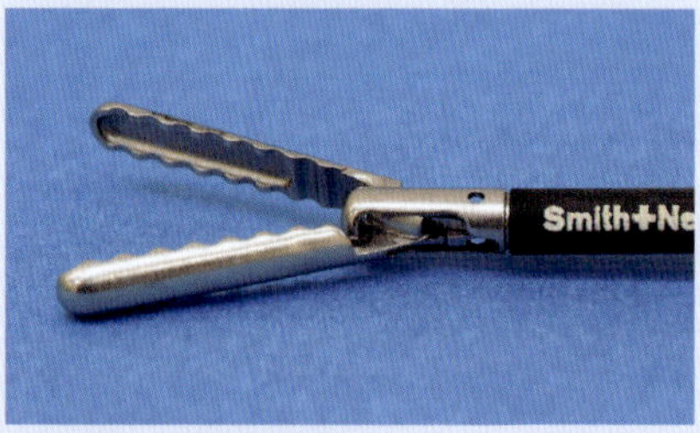	・かみ合わせ部分に凹凸があり，対象物をしっかりと把持することができる。摘出する臓器などをがっちりとつかむ時に使用する。 ・刃の形状から「なみなみ鉗子」などとも呼ばれる。
把持鉗子（くちばし鉗子） 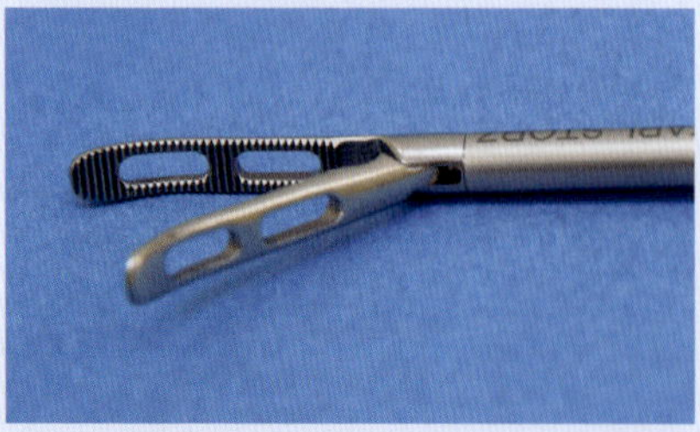	・刃先に窓が開いており，把持する際に組織の損傷が少ない。腸管や胃などを把持する時に使用する。 ・刃先の形状が鳥のくちばしに似ていることから「くちばし鉗子」などとも呼ばれる。
ケリー鉗子 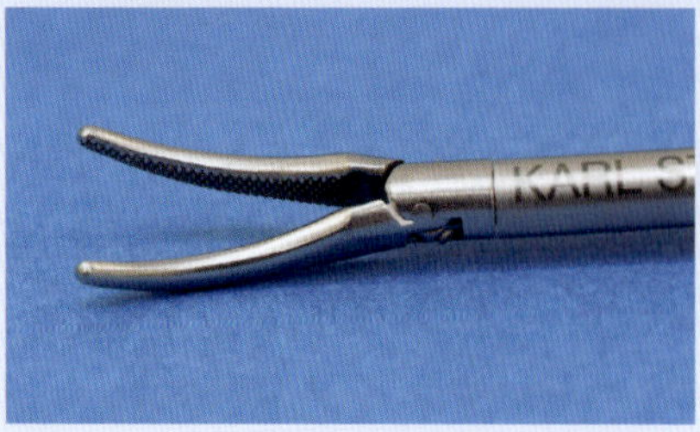	・先端がやや彎曲し細くなっているので，剝離したい組織に挿入しやすくなっている。組織や血管を剝離していく時に使用する。

トロッカーの位置と大きさ

トロッカーを入れる位置と大きさは，次の2点で決まる。

- 執刀医が立つ位置はどこか（主な手術部位の対側となる）。
- 使用する鉗子，結紮用クリップ，超音波凝固メス，自動縫合器は何か，その径は何mmか。

トロッカーのサイズは使用する鉗子類が入る径となるので，どこの位置から結紮用クリップや自動縫合器を使うかがわかると，その手術のトロッカーの位置と大きさは決まってくる。

▼腹腔鏡手術におけるトロッカーの位置（×印の大小は径のサイズ）

執：執刀医，助：助手，カメラ：カメラ持ち

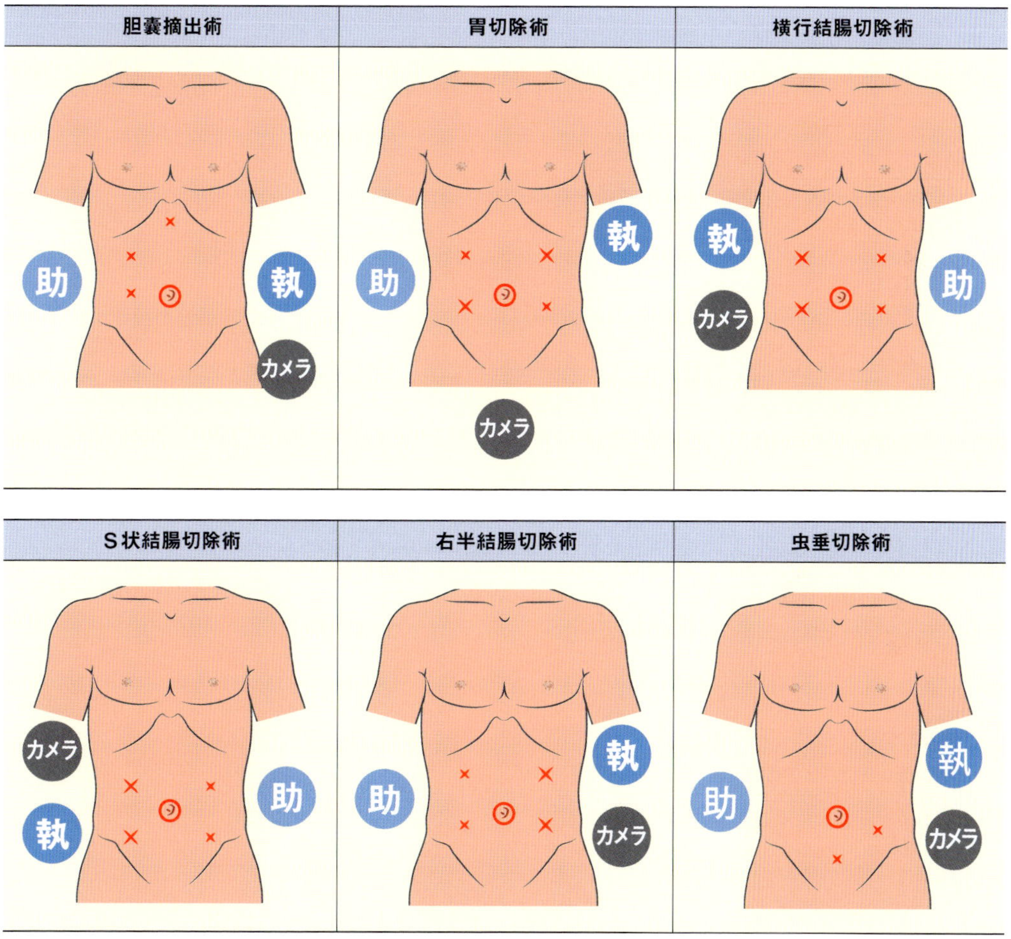

注）トロッカーの位置や大きさは，病院や術者，患部の位置によっても異なる場合がある。

腹腔鏡下胆囊摘出術の手順

STEP 1 皮膚切開，カメラ，トロッカーの挿入

1 臍を縦に切開して開腹する。臍は皮膚・筋膜・腹膜が一体化していて開腹が安全で容易。ここから腹腔内を直視で確認してトロッカーを挿入する。カメラを入れ，腹腔内であることを確認して気腹する。カメラで観察し，癒着はないか，胆囊の炎症の程度はどうか，腹腔鏡手術が可能かを判断する。

> **こんな時は？**
> ・開腹手術となった場合
>   → 開腹に必要な器械（開創器，鑷子類，鉗子類など）を準備する。使わなくなった器械は，速やかに器械カウントを行う。

2 腹腔鏡で手術可能と判断したら，心窩部（図- a ）と右側腹部に2か所（図- b , c ）にトロッカーを挿入する。最近はシールス（SILS）も広まっていて，その場合は臍部の穴1か所（図- d ）のみを開け，太めの1本のトロッカーだけで手術を行う。

なお，手術中に開腹に変更になった場合の皮膚切開は， a と b をつなぐ切開線になる。

> **Q&A**
> **Q** どのような場合に腹腔鏡下手術が不可能となる？
>
> **A** 以下のような場合は，腹腔鏡下での手術は不可能と判断されます。
>   ①胆囊管，胆囊動脈が見てわからない場合
>   ②癒着の剥離が困難な場合
>   ③肝床部からの出血，臓器の損傷などで腹腔鏡下での操作が技術的に困難な場合
>   ①の胆囊管や胆囊動脈の位置がわからないケースは，珍しいことではありません。腹腔鏡下の手術では視野が限られるので，必要な部分が死角になってしまうことがあるからです。そのような場合，ベテランの医師であっても判断は難しくなります。

a 心窩部（5 mm/12 mm）
結紮用クリップや超音波凝固メスを入れる。これらの器械の径が5 mm以内なら，5 mmのトロッカーでよい。

b 右側腹部，右鎖骨中線上（5 mm）
鉗子で胆囊を把持する。

c 右側腹部，右鎖骨中線上からやや外側（5 mm）
執刀医が鉗子で剥離や血管処理をしやすいように，組織・臓器をよけたり把持したりする。

d 臍部（12 mm）
カメラが入る。切除した胆囊はここから取り出す。抜けにくいようバルーン付きのトロッカーを使うことが多い。

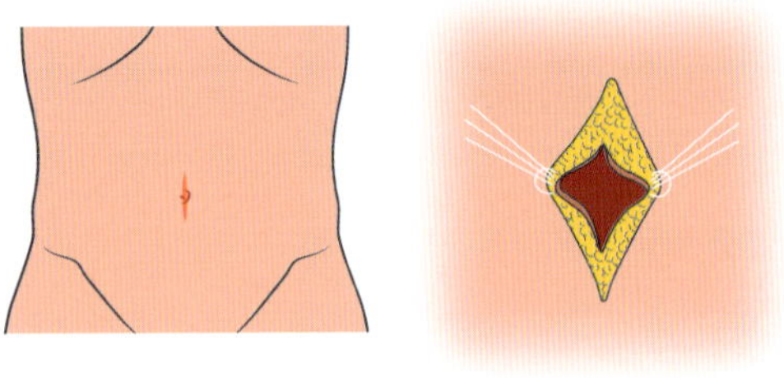

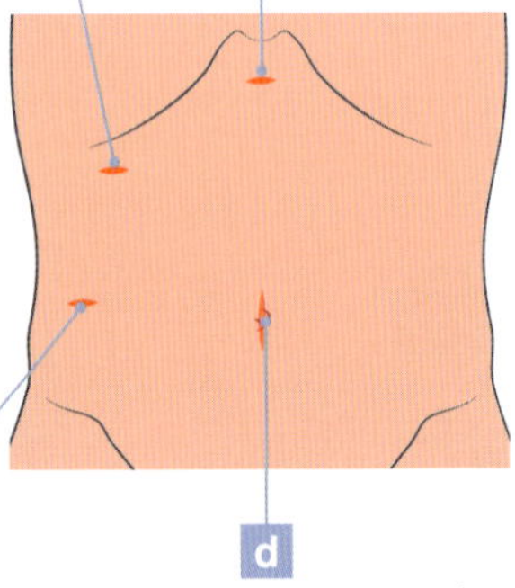

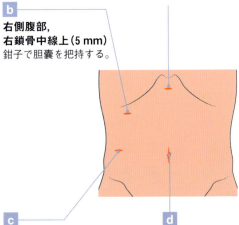

STEP 2 胆嚢管の剥離

3 胆嚢は肝臓からぶら下がっている。脂肪で覆われており，どこに胆嚢管や胆嚢動脈があるか，ちょっと見てもわからない。

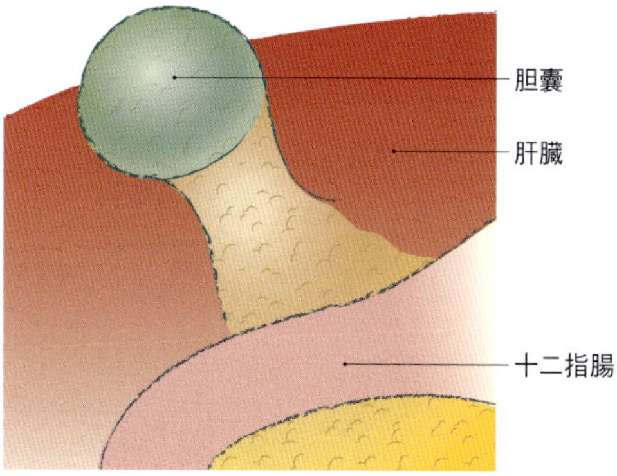

4 術者は長年の経験から胆嚢管の位置を予測し，超音波凝固メスで漿膜を切開し窓を作る。そこから把持鉗子で剥離をして，突っ張った管状のものを探す。

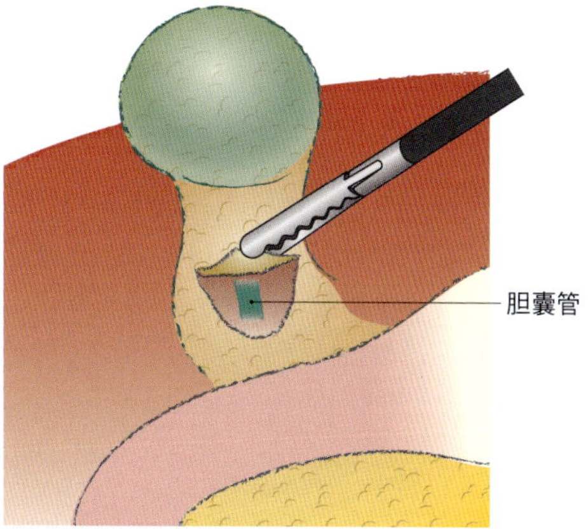

5 さらに剥離をして，それが胆嚢につながっていることを確かめ，胆嚢管と判定する。

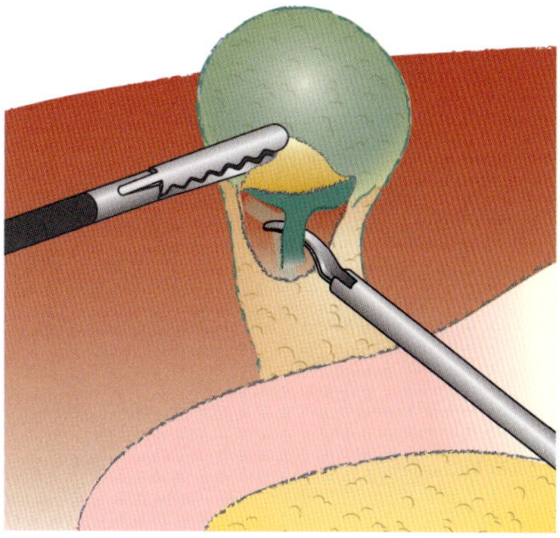

STEP 3 胆嚢管と胆嚢動脈の切断

6 胆嚢管にクリップを3本かけて，メッツェンで切断する。

クリップは，残す方に2本，摘出する胆嚢側に1本かける。

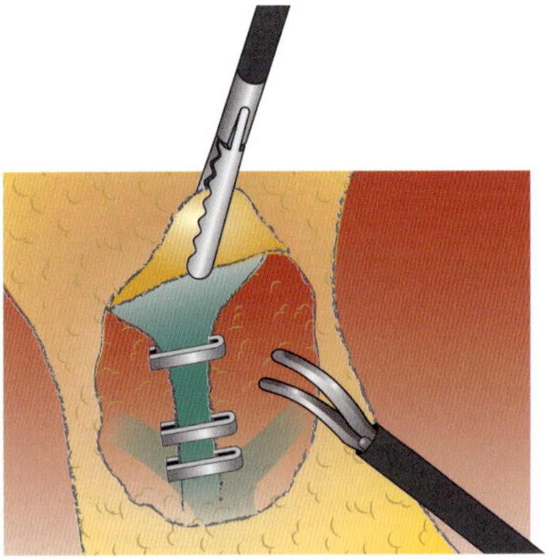

7 切断した胆嚢管を把持鉗子で把持して持ち上げると，索状物が見えてくる。胆嚢から離れて肝臓に入り込んでいれば右肝動脈，胆嚢に流れ込んでいることを確認できれば胆嚢動脈と判定できる。

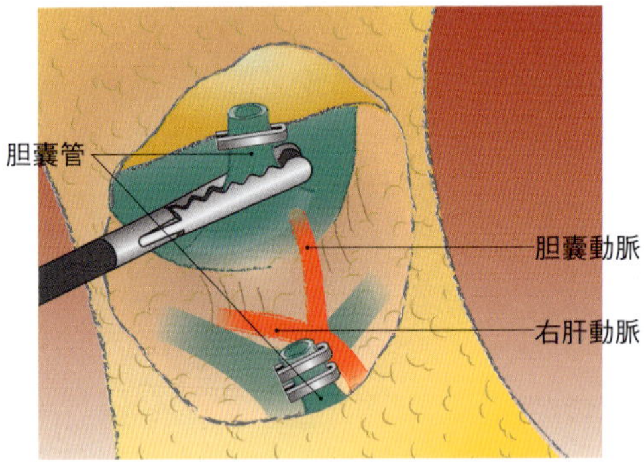

8 胆嚢動脈にクリップ3本をかける。残す方に2本,取る側に1本かけて，メッツェンで切断する。

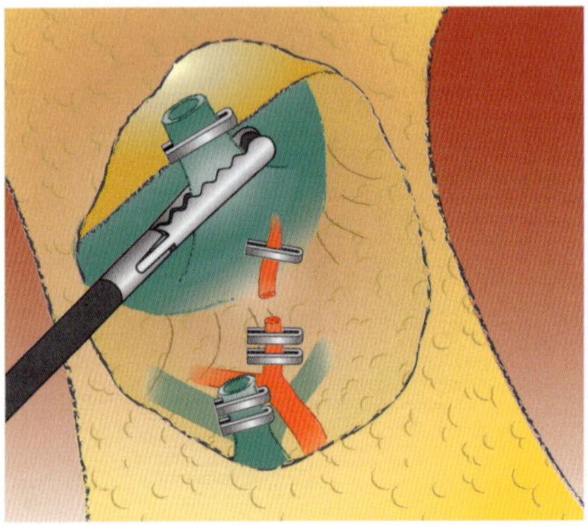

STEP 4 胆嚢の摘出

9 胆嚢管，胆嚢動脈の切断が終わると，術者はほっとする。そして胆嚢を肝臓から剝離する操作に入る。

切断した胆嚢管を持ち上げると，肝臓と胆嚢の癒着部分がよく見える。胆嚢の左右の漿膜を超音波凝固メスで切開し，真ん中の肝臓との癒着を剝離していく。この時，切除線が肝臓側に近くなると肝臓に切り込んで出血を起こす。胆嚢側に近くなると胆嚢を破り胆汁が漏出する。術者は，ちょうどよい層で切り進めるよう努力している。

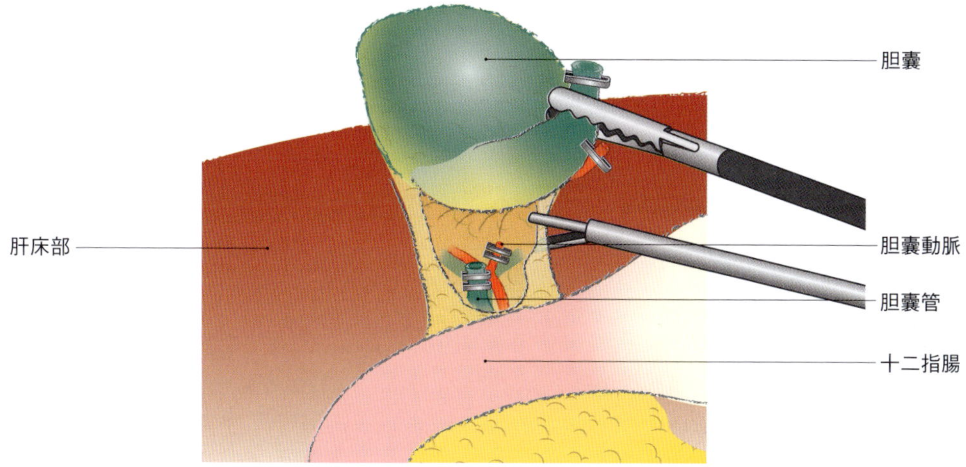

10 胆嚢底部で最後の癒着を切断すると，胆嚢が摘出される。

摘出された胆嚢は回収袋に収納して体外に取り出す。回収袋に入れるのは，摘出時に胆嚢が破れて，漏れ出した胆汁で腹腔内が汚染されないようにするためである。

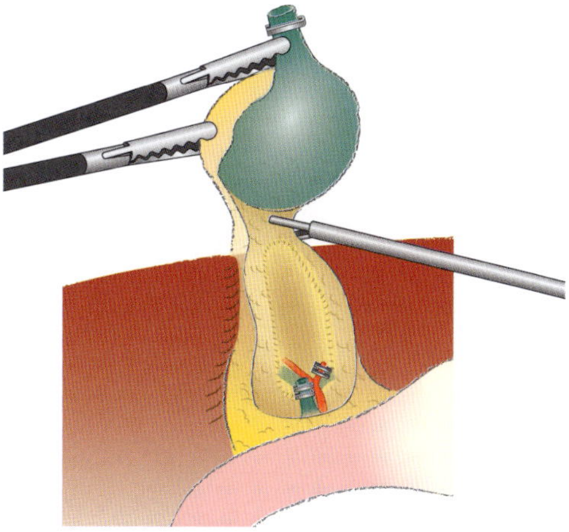

STEP 5 手術部位の洗浄

11 手術部位を生食洗浄（生理食塩水による洗浄）する。この時のポイントは，洗浄液に血液が混入してこないか，胆汁を思わせる黄色みがないかをよく見ること。特に肝床部からの出血や，胆汁の漏れがないかをよく見る。

こんな時は？

- 胆嚢内の石が大きく，トロッカーから取り出し困難な時
  - ➡ 臍部を追加切開する。
- 胆汁が腹腔内に漏れた時
  - ➡ 生理食塩水の量を多くしてきれいにする。
- 肝床部からの出血が止まりにくい時
  - ➡ 肝内を走行する太い血管からの出血でないことを確認し，止血剤を使用してシーリングする（サージセル®，アビテン®，バード® アリスタ AH など）。

STEP 6 ドレーンの挿入，閉創

12 ドレーンを入れて閉創し，手術を終了する。ドレーンは臥位の状態で液体が溜まりやすい肝床部に先端を留置し，トロッカー創の b から出す。

このドレーンは，排液の目的だけでなく，術後に出血や胆汁の漏れが生じた場合に早期に気が付くためのインフォメーションドレーンである。手術中に汚染がなく，出血や胆汁の漏れのないことが確かな時は，ドレーンは入れないこともある。

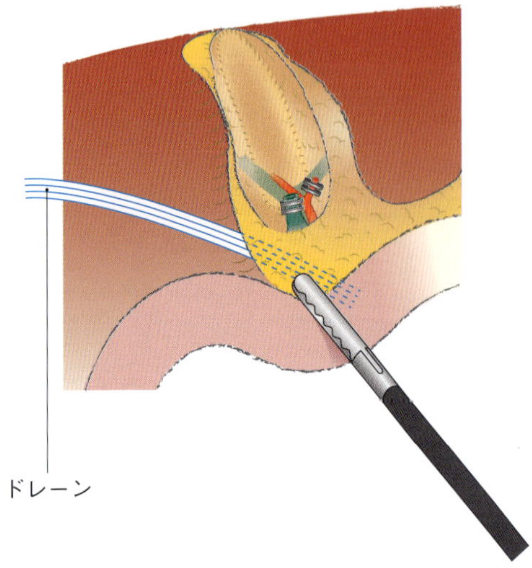

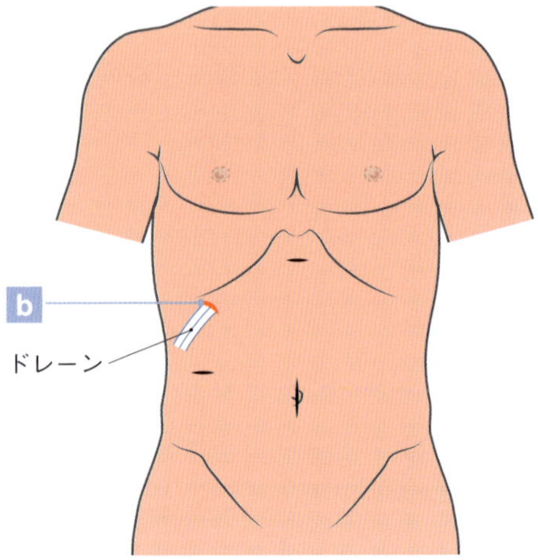

13 術中に腹腔内にガーゼを入れた場合，ガーゼカウントを行い，さらにX線写真でガーゼが残っていないかを確認する。また，トロッカーや鉗子などに欠損部分がないかなど，体内に遺残のないことを確認する。

Q&A

Q なぜ肝床部からの出血に注意が必要なの？

A 肝臓は血管が豊富で，切り込むと無数の細い血管からじわじわした出血が止まりません。胆嚢を肝臓寄りの層で剥離すると，剥離面全体からじわじわ出血します。
また肝内を走る動脈や門脈，肝静脈の太い枝が肝床部ぎりぎりを走っていることがあり，胆嚢剥離の時にこれらを傷つけると大量の出血が起きます。
出血したらガーゼで圧迫し，止血剤を使用します。太い血管の損傷はクリップや針糸で修復します。

術後の観察 Point

ドレーンからの排液の確認

- ドレーンからの排液は，正常では淡血性～漿液性。淡い赤色で薄く，さらさらとしている。
- ドレーンは出血や胆汁の漏出がなければ，早期(翌日)に抜去する。
- 胆嚢摘出術の合併症には，術後の出血，胆汁漏，術中知らないうちに起こした腸管損傷などがある。その場合はドレーンからの排液が濃い血液や胆汁色(淡黄色)，あるいは消化管液(茶色)となる。
- ドレーンがない場合は，いつもと違う高熱や腹痛，腹膜炎を示す腹部の硬さなどに注意する。

COLUMN 南極で手術が必要になったら？

日本の南極観測は1956年から始まり，現在58次隊が越冬している。筆者は39次南極越冬隊の医師として1年4か月間，昭和基地で勤務した。

昭和基地には年に1回，南極の夏に当たる12月に砕氷艦「しらせ」が来て，越冬の終わった隊をピックアップし，次の越冬隊30名と1年分の物資を降ろし2月に日本に向けて去って行く。次に来る1年後まで外部との行き来は絶対不可能となり，完全に途絶える。

越冬医師は途中の応援も緊急搬出もなしで，あらゆる疾患に対し限られた設備と医材と自分の腕だけで対応しなければならない。

もし越冬中に手術が必要になったら？ 外国基地では虫垂炎，骨折，硬膜下血腫のドレナージなどが行われた報告がある。ロシアの基地で医師が虫垂炎になり，自分で自分の手術をした。そのこともあり，日本では医師2名体制にしている。看護師などの他職種はいないので，隊員の中から“にわか看護師”を養成するが，白衣を着るところまではうまくなるものの，手術の介助まではできない。

昭和基地ではこれまで虫垂炎の手術が2件行われた。1件目は約50年前で，当時は今のような手術室がなくみんなが食事を終えた食堂のテーブルを手術台にして行われた。「術後経過は良好」との報告があるが，何から何まで医師1人で行うことはどんなに大変だったか。この話を聞くたびに，チームに恵まれている今の手術室勤務でよかったと思うのである。

おさえておきたい解剖の知識

胆嚢摘出術は「胆嚢管を切り」「胆嚢動脈を切り」「胆嚢を肝臓から剝がし」て，終わりだ。そんなうまくいって当たり前の手術にも落とし穴がある。どれが胆嚢管かを見きわめるのが簡単ではないのだ（胆嚢動脈の見きわめもなかなか難しい）。

切っていいのは胆嚢管だけ

総胆管から見ると，胆嚢管と左右の肝管の計3本が分岐している。さらに総胆管が細いと，これら4本は管だけ見たのでは区別がつかない。それが，「カロー三角（calot 三角）」といわれる狭い範囲に密集している。その上，胆嚢管は右肝管から出たり，総胆管の裏を通って左側から出たりと変形が多い。この4本の管のうち切っていいのは胆嚢管の1本だけで，他の胆管を切ると術後に黄疸，肝不全が発生する。

安全な手術のために

胆嚢管は総胆管から出て胆嚢につながる。それらしい管を見つけたら，胆嚢の頸部を引っ張って胆嚢につながっていることと，反対側で別の胆管から枝分かれしていることを確認できればそれが胆嚢管だといえる。ところが胆嚢炎の影響で胆嚢や肝門部が硬く一塊になっていると，そんなことはできない。困った時は，手間がかかるが術中胆道造影を行う。

執刀医1人の目だけでなくチーム全員の目で考え続けることと，必要な一手間を言い出すのに執刀医がストレスを感じさせないチームであることが安全な手術を保障する。

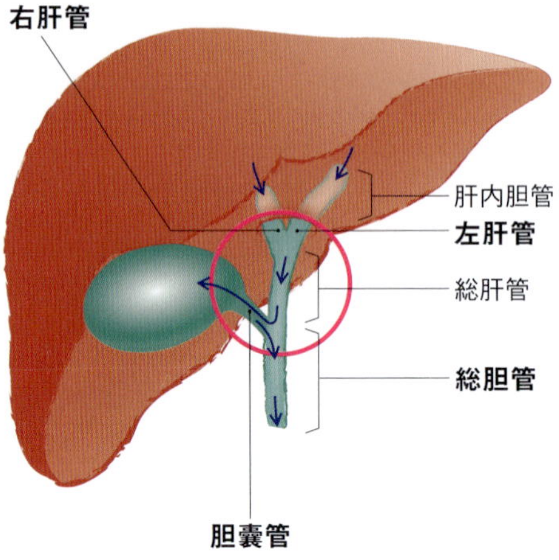

▲4本の管の位置

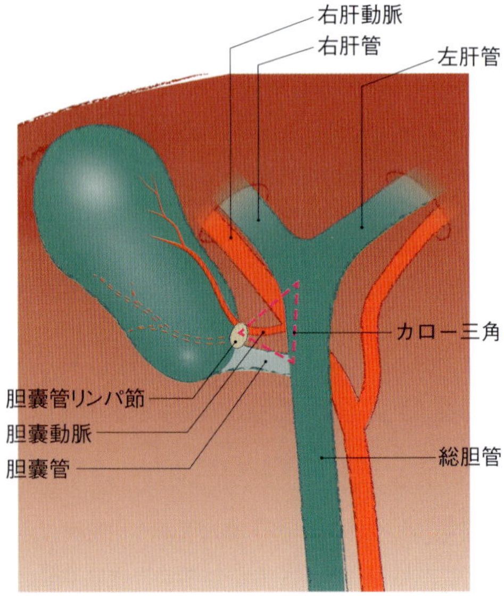

▲胆管とカロー三角

2 幽門側胃切除術

胃切除術の概要

胃切除術は，若手外科医のランドマークとなる。大腸がんの手術と比較して解剖が複雑で，さまざまな手技を必要とするこの手術ができるようになることは，一人前の外科医の証しとなるからである。一方，手術の腕の良しあしが出血量や縫合不全といった目に見える形で出てくる。手数も多く看護師の腕の見せ所満載だが，何より執刀医と器械出し看護師の息の合ったチームプレイができた時の気持ちよさは格別で，手術の成功のカギとなる。

胃切除はもっぱら胃がんに対して行われる。潰瘍は薬剤で治るようになったため手術をすることはなくなった。

手術の切除範囲はがんの進行度や部位によって粘膜切除，胃部分切除，幽門側切除，噴門側切除，胃全摘術などがある。方法もいくつかあり，胃内視鏡で胃の内側から切除する内視鏡的粘膜切除（EMR）や内視鏡的粘膜下層剥離術（ESD），腹腔鏡下胃切除術，開腹胃切除術がある。

ここでは，胃がんに対する標準術式として，胃の幽門側胃切除術を説明する。

胃の働きと胃切除

胃は，食べたものを胃酸で分解し，それを小腸へ送り出す速度の調整をする。手術で胃が小さくなり，出口の幽門がなくなると食べたものが一気に小腸に流れ込み，腹痛や下痢，ダンピング症候群を引き起こす。胃はなくても生きていけるが，胃に代わって自分で食べ方を工夫するのはなかなかうまくいかないことが多い。

幽門側胃切除術の要点

幽門側胃切除術の目的は胃病巣切除＋リンパ節郭清である。そのための手術の要点は，次のようにまとめられる。

- リンパ節郭清を行うために，胃に流入する4本の動脈（左右の胃動脈，左右の胃大網動脈）と，伴走する静脈を切断し，胃の幽門側2/3を切除する
- 残った胃と十二指腸を吻合する

ところで，胃を2/3切るために4本の血管を切ると考えがちだが，そうではない。実際はその逆で，**リンパ節の郭清のために血管を切った結果，残せる胃の範囲が決まる**のである〔→p.38〕。4本の血管を切断した後，残った短胃動脈だけで残せる胃は食道側1/3だけで，十二指腸側の2/3は，血流がなくなり残せない。胃がんのほとんどはこの十二指腸側2/3の範囲にあることから，幽門側胃切除術が胃がんの標準術式となっている。

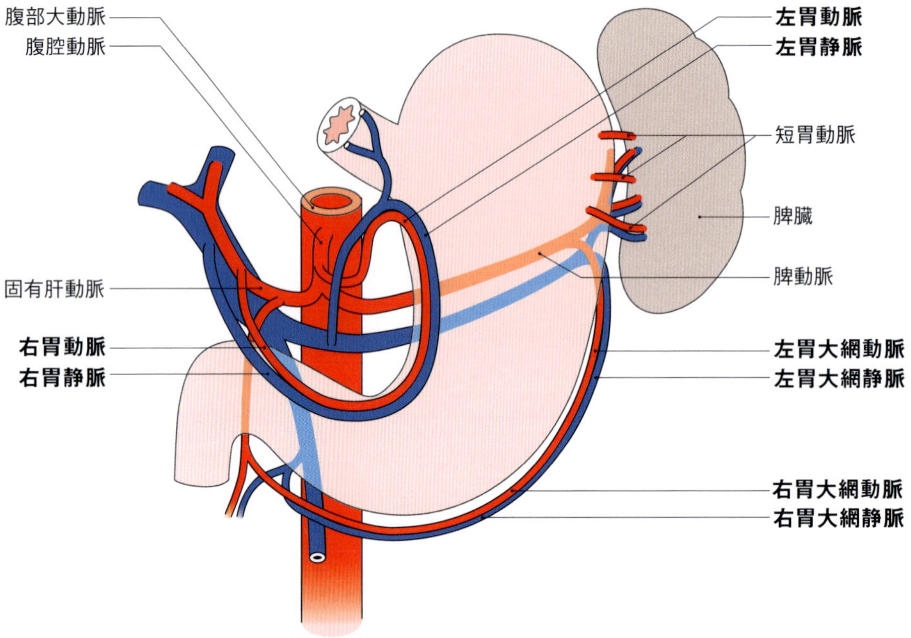

▲胃を取り巻く動脈と静脈の走行
胃を取り巻く血管の走行は，同名の動脈と静脈が併走している。これらの動脈はすべて元をたどると腹腔動脈の枝分かれで，静脈はすべて合流していく先が門脈になる。そのため，同名の動脈と静脈の切断処理する場所が微妙にずれているところに注意する。

Q&A

Q 胃全摘の場合，脾臓を取る場合と取らない場合があるのはなぜ？

A 胃大彎の食道側のリンパの流れは，短胃動脈に沿って胃から脾門部に流れ，さらに脾動脈に沿って腹腔動脈から大動脈へ向かいます。どこまでリンパ節を郭清するかで切る血管の位置が決まります。脾動脈を切ると脾臓は残せません。脾臓はなくても生きていけますが，脾摘後は免疫力が低下し肺炎などを起こしやすくなります。

» リンパ節転移のあるなしで予測するがんの進行度

がん細胞はリンパ液の流れに乗って移動し，近くのリンパ節が食い止める。がん細胞はリンパ節で増殖してさらに流れ出し，だんだん体の奥へと広がっていく。がんからどのくらい離れたリンパ節までがんが転移しているかで進行度が決まり，予後が推測できる。

胃周囲のリンパ節には番号がついている。1番から6番までは胃に接している。その中でも5番と6番は，胃から外へ流れ出す口になる。

8番は胃から離れた総肝動脈に沿ったリンパ節で，腹部大動脈周囲の16番はさらに遠くに位置する。ここにがんがあると，すでにがんは全身に飛んでしまった可能性が高く，手術での根治はあきらめなければならない。

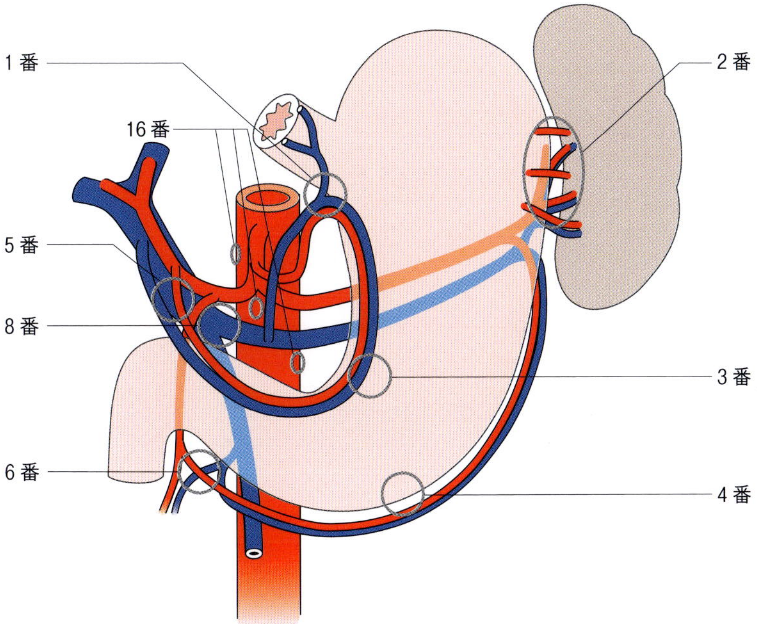

▲胃周囲の主なリンパ節

» 胃切除後の再建

胃切除後の再建方法は，残胃と十二指腸を縫合するビルロートⅠ法が標準的である。Ⅰ法では十二指腸を授動（内臓などを他の臓器や膜から剝がし，動かせる状態にすること）し，吻合部に緊張がかからないようにする。

ビルロートⅡ法は胃と小腸を吻合する。残胃が小さく十二指腸に届かない場合や，幽門周囲のがん再発が予想される場合などに行われる。Ⅱ法は，吻合2か所と断端閉鎖1か所になる手間の多さと，十二指腸が食物の通らない盲端になる不自然さがある。

以下の手術の手順では，ビルロートⅠ法の手順を解説する。

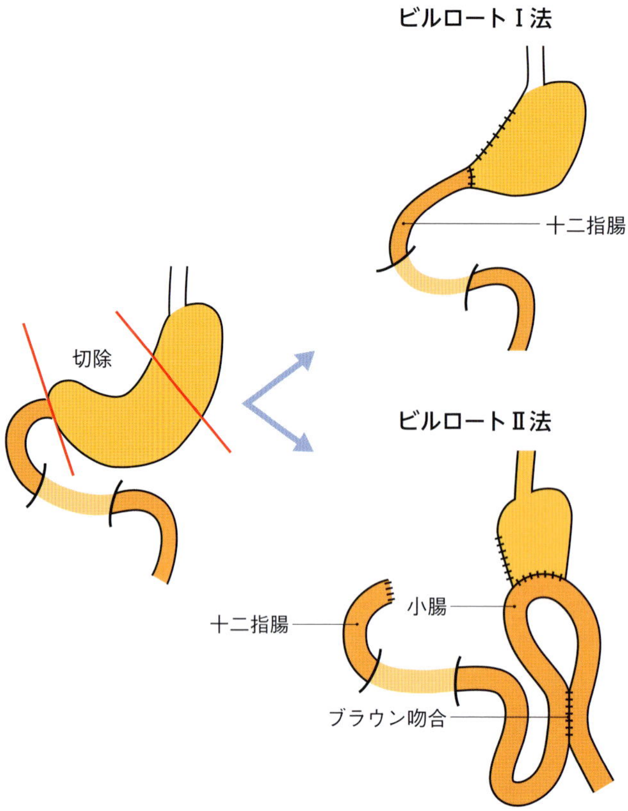

胃切除後の再建方法
初めて胃切除術を行った外科医のビルロートは残胃と十二指腸を吻合したが，緊張のかかる無理な縫合となり縫合不全が多かったため，対策として胃と小腸をつなぐ第２の方法を考案した。
Ⅱ法は食べたものが十二指腸側に入り込まないようにブラウン吻合を置くため吻合が２か所になる。

幽門側胃切除術の基本

体位

- 仰臥位

麻酔

- 全身麻酔＋硬膜外麻酔。併用する硬膜外麻酔は，術後の鎮痛にも使用する。

手術に要する時間

- 3～4時間。肥満で脂肪が多いと2割増しになる。

手術適応

- 胃がん

使用する主な器械

- 開腹セット
  - ・ミクリッツ腹膜鉗子
  - ・長コッヘル鉗子（直）
  - ・コッヘル鉗子（直）
  - ・長ペアン鉗子（曲）
  - ・ペアン鉗子（曲/直）
  - ・モスキートペアン鉗子（曲/直）
  - ・ケリー鉗子（弱彎）
  - ・小ケリー鉗子
  - ・アリス鉗子
  - ・腸鉗子（直）
  - ・クーパー剪刀（短曲/長曲）
  - ・メッツェンバウム剪刀（短曲）
  - ・ヘガール持針器
  - ・マチュー持針器
  - ・メスホルダー
  - ・無鉤鑷子（長）
  - ・有鉤鑷子（短）
  - ・血管鑷子（あるいはアリス鑷子）
  - ・止血鑷子
  - ・鞍状鉤《あんじょうこう》（大/小）
  - ・肝臓鉤
  - ・筋鉤（2A/4B）
  - ・腸べら
  - ・吸引嘴管《しかん》
  - ・布鉗子
  - ・消毒鉗子

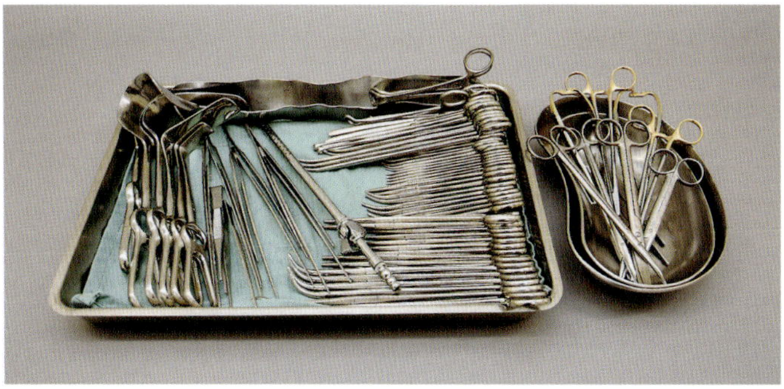

◀開腹セット

- 超音波凝固メス（ハーモニック®，①）
- 自動縫合器（エンドGIA™，②）
- 血管シーリングシステム（リガシュアー™，③）
- 直鉗子（秋山鉗子，④）
- 自動吻合器

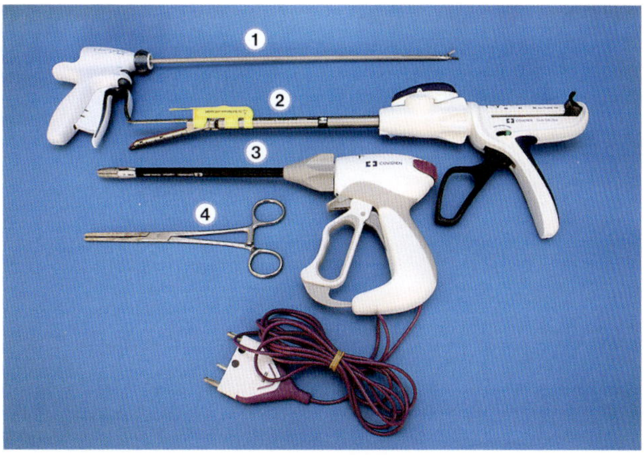

▲幽門側胃切除術で使用する主な器械

出血量および輸血準備量

- 出血量と輸血量は患者の全身状態や体格，術前の貧血の状態などで変化するが，一般に 500 mL の出血があれば輸血を考える。
- 輸血準備量は，日本赤十字社による手術血液準備量計算法（SBOE）と，最大手術血液準備量（MSBOS）を参考に決められる。
  （参考　日本赤十字社医薬品情報：http://www.jrc.or.jp/mr/）
- 鼠径ヘルニア根治術や乳房切除術などは，輸血が必要なほどの出血はない。肝臓切除術や膵頭十二指腸切除術では，ほとんどの場合輸血が必要になる。胆囊摘出術や胃切除術，結腸切除術では通常は輸血を要しないが，炎症などのため時々大量出血を起こす。
- 必ず輸血が必要になると予測される手術では，交差適合試験を済ませた輸血用血液を準備する。輸血する可能性が少ない場合は交差適合試験を行わず，T&S 検査*のみを行う。

＊患者と製剤の血液型（type）が合っていることと患者に不規則抗体（ABO や Rh 以外の抗体）がないことの 2 点だけ事前に確認しておく検査

▼術式ごとの平均出血量と輸血準備量の目安

術式（件数）	平均出血量（mL）	最小出血量（mL）	最大出血量（mL）	輸血準備量の目安
開腹胆囊摘出術（18）	410	12	1,500	2 単位（T&S）
腹腔鏡下胆囊摘出術（209）	69	1	150	2 単位（T&S）
開腹胃切除術（37）	390	15	1,200	2 単位（T&S）
腹腔鏡下胃切除術（22）	170	20	870	2 単位（T&S）
開腹結腸切除術（60）	360	15	1,500	2 単位（T&S）
腹腔鏡下結腸切除術（87）	210	10	2,900	2 単位（T&S）
肝臓切除術（23）	1,300	200	4,000	2～4 単位（半分は T&S）
膵頭十二指腸切除術（12）	1,200	260	2,600	2～4 単位（半分は T&S）
開腹虫垂切除術（18）	120	15	770	準備不要
腹腔鏡下虫垂切除術（147）	25	3	510	準備不要
鼠径ヘルニア根治術（271）	7	2	300	準備不要
乳房切除術（97）	48	5	250	準備不要

（東葛病院で 2013～2016 年に行われた手術のデータをもとに作成）

幽門側胃切除術の手順

STEP 1 開腹と観察

1 上腹部正中切開で開腹する。メスで剣状突起から臍まで皮膚切開する。食道や脾臓周辺の操作があるので，頭側をできるだけ伸ばす切開がよい。

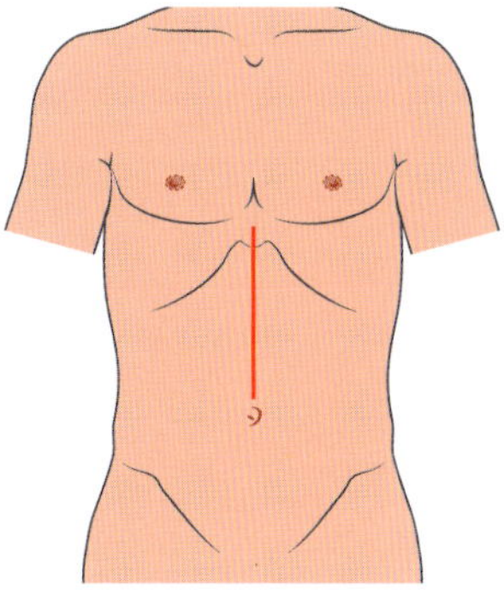

2 開腹すると，胃，肝臓，胆囊，横行結腸が一塊になっている。脂肪が多いと組織がもろく血管の走行もわかりにくい。そのため時間がかかる上に出血も多くなり，困難な手術が予想される。

まず，がんの進行状況を確認する。

- がんは胃壁外に露出したり周辺臓器に浸潤していないか？
- 肝臓や腹壁，腹膜に腫瘤はないか？

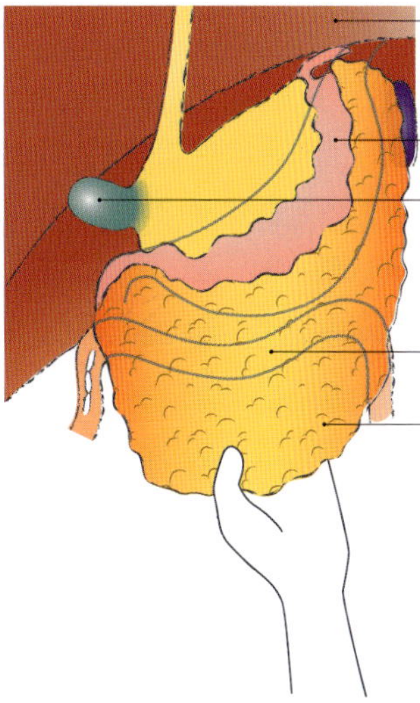

これらについて，目で見て手で触って観察する。腹膜や肝表面に腫瘤があればサンプリングして迅速病理検査に提出する。また腹腔内の生食洗浄を行い，回収した生理食塩水の一部を細胞診に提出する（洗浄細胞診）。

執刀医の頭の中には，事前に当日の手術の術式や流れの予定がインプットされているが，ここでの観察をもとに，手術の断念や術式変更を即座に決定し，手順を考え，必要な機器の追加を指示する。

こんな時は？

- 胃全摘術となった時
  ➡ PSI 鉗子，L 字鉗子，直針のプローリンなどを準備する。

STEP 2 開腹と胃大網の授動，網囊の切除

3 大網を頭側にまくり上げると，大網が付着している横行結腸が見えてくる。

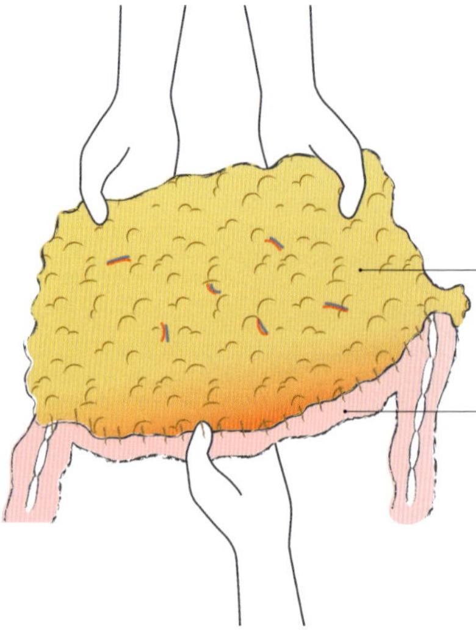

4 大網は胃と一緒に切除するため，横行結腸付着部から，電気メスで切り離す。

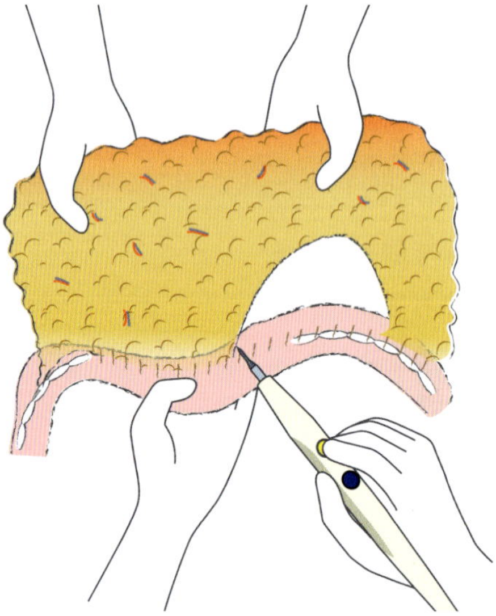

Q&A

Q なぜ大網も一緒に切除する必要があるの？

A 胃がんの手術では左右の胃大網動脈を切断します。これらの動脈を切除すると大網への血流がなくなるため，大網を残すことができないのです。

5 次の右胃大網動脈・静脈の露出につなげるため，横行結腸間膜の右側では横行結腸間膜の漿膜を剝離して大網に付けて持ち上げる。この横行結腸間膜の漿膜と大網で囲まれる空間を網囊という。がんが胃の後壁に露出している時に，そこから散らばったがん細胞は網囊内にとどまっているはずなので，網囊を破らないようにひとまとめに除去するようにする（図の下の方法）。腸間膜の中には横行結腸の動静脈が走っており，これらを損傷せずに薄い漿膜だけを剝離するのは手間がかかり，長い時間を要することが多い。

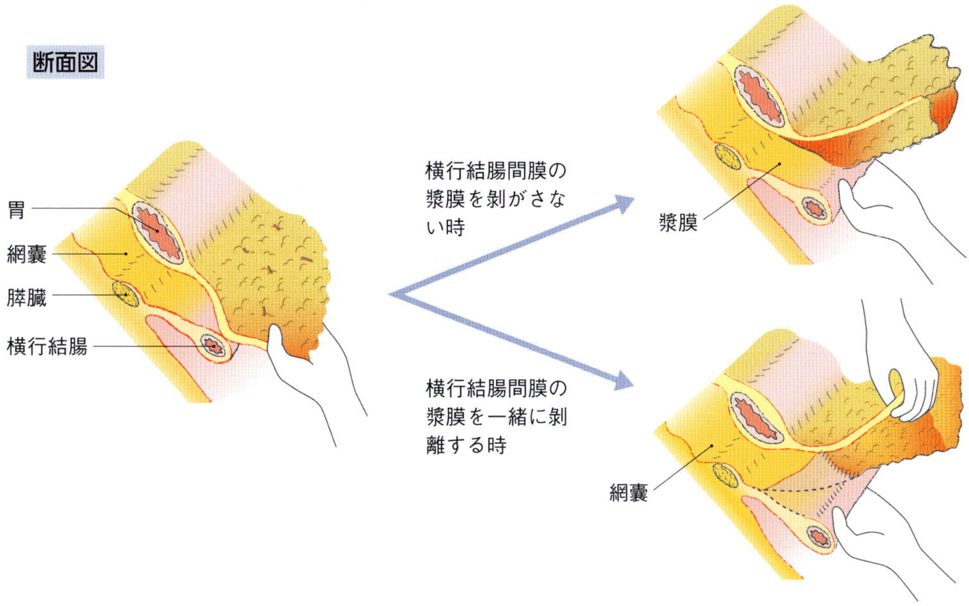

6 大網の剝離は，右は十二指腸右側まで，左は脾彎曲部で脾臓に達するまで伸ばす。大網と胃を一括してめくり上げると，胃の全体像と，処理する4本の血管の位置が把握できる（血管は脂肪に埋もれており，実際には見ることはできない）。

大網と一緒に漿膜を剝がした横行結腸間膜には，脂肪に囲まれて中結腸動脈・静脈が見えてくる。これを膵下縁までたどると，中結腸静脈と枝分かれする右胃大網静脈に到達する。

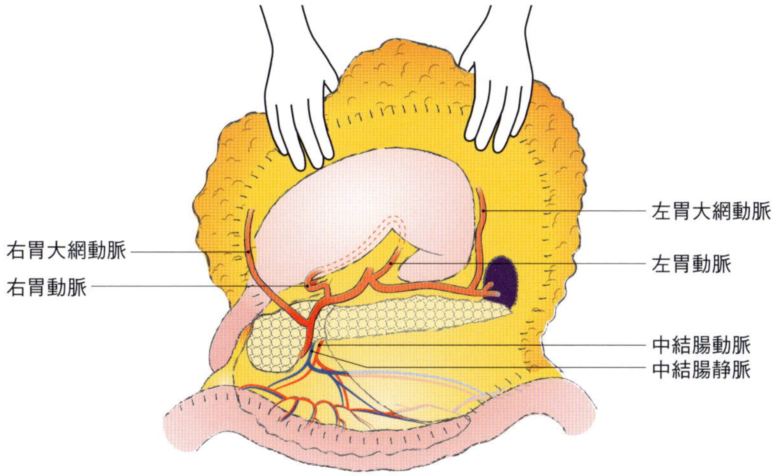

7 切断する4本の血管は，動脈（左右の胃動脈，左右の胃大網動脈）とそれに伴走する同名の静脈である〔→ p.22〕。

通常は右の胃大網動脈，右の胃動脈，左の胃大網動脈，左の胃動脈の順に切断するが，順番にこだわる必要はなく，やりやすいところから行う。またあちこち手を付けるのは格好が悪いが，剝離や血管の切断が進むと胃が授動され視野がよくなるので，操作が容易になったところから進めていく。

STEP 3 右胃大網動脈・静脈の処理

8 右胃大網動脈は膵前面を走る胃十二指腸動脈から分岐している。一方，静脈は中結腸静脈に合流した後，膵背面を通る門脈に流れ込む。

術者はこの血管の処理には慎重になる。静脈は太いが壁が薄く，また門脈に近いため，いったん出血させると思わぬ大量出血になるからである。出血によって視野も悪い中で，もろく太い静脈の止血は難しい。

静脈の次に動脈を処理する。動脈は太くしっかりしている。残る側は2重結紮する。

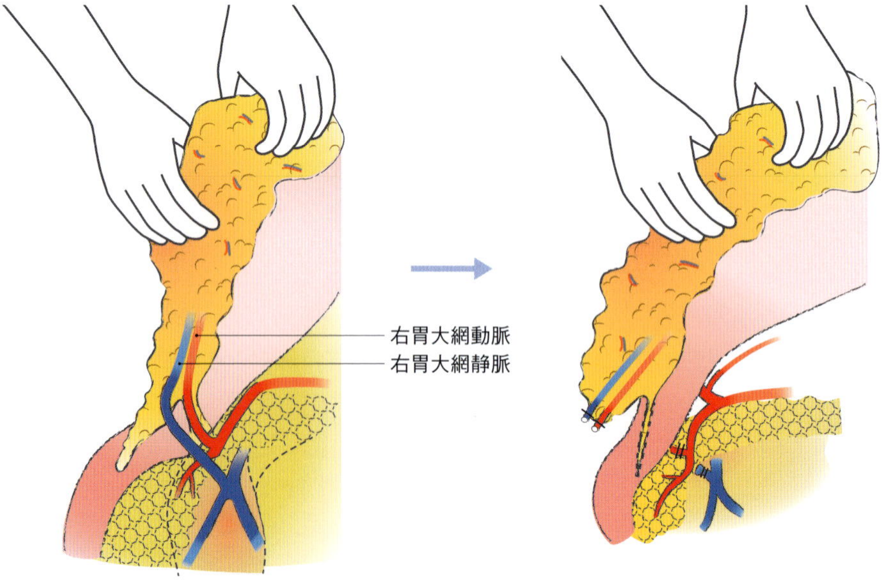

Q&A

Q 動脈より先に静脈を血管処理するのはなぜ？

A 動脈を切って流入血を止めたのちに流出路の静脈を切ることが理にかなっています。しかし実際には，静脈は壁が薄く他の操作中に力がかかると容易にちぎれて出血する，右胃大網動静脈と左胃動静脈については静脈の方が先に見えてくる，それが目的の動脈かどうか最後の最後まで確認して誤りなく切りたい，などの理由から静脈を先に処理することが多いようです。

STEP 4 右胃動脈・静脈の処理

9 十二指腸間膜前面の漿膜に切開を入れる。続けて小網の肝下面付着部を左横隔膜まで切開すると胃が授動され下がってきて，肝臓の尾状葉，胃に続く腹部食道がよく見えるようになる。

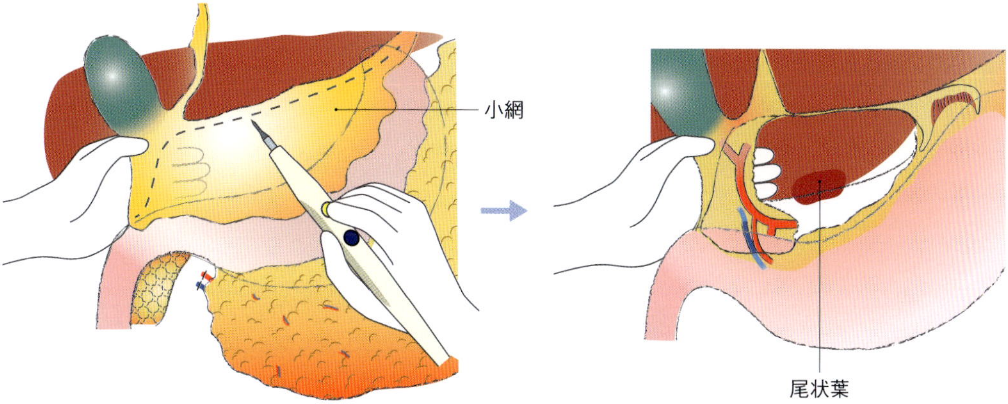

10 右胃動脈は固有肝動脈から分岐している。右胃動脈と伴走する静脈をそれぞれ結紮，切断する。ここでは術者は右胃動脈と肝動脈，総肝動脈の取り違えに気を付けている。

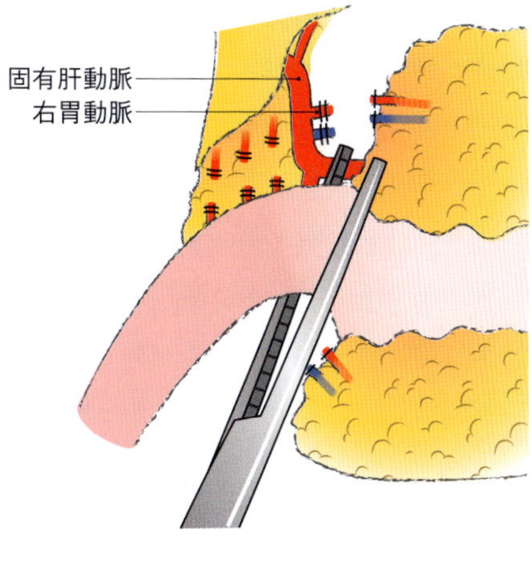

解剖の本では血管は赤と青で色分けされ全長にわたり見えているが，実際は，血管は脂肪の中に埋もれている。脂肪を掘って血管の一部が出た時，これがどの血管かはすぐにはわからない。血管を上下に露出し走行や分岐の様子を見て初めて血管の名前を判断することができる。

操作が胃の表側と裏側の両方に及ぶため，視野が変わるのも誤認の原因になる。間違えると肝臓への血流がとだえ，致命的なこととなる。

次に，十二指腸球部動静脈を数本結紮・切断すると，十二指腸球部が膵臓から離れて起き上がってくる。

STEP 5 十二指腸の切断

11 十二指腸は膵臓と癒合している。吻合のためには腸鉗子をかけられる程度の「縫いしろ」を確保する工夫が必要になる。まず授動された十二指腸球部の幽門輪ぎりぎりを直ペアンでしっかり把持する。十二指腸側は断端を使用するため秋山鉗子を使って愛護的に把持し，ペアンとの間で切断する。

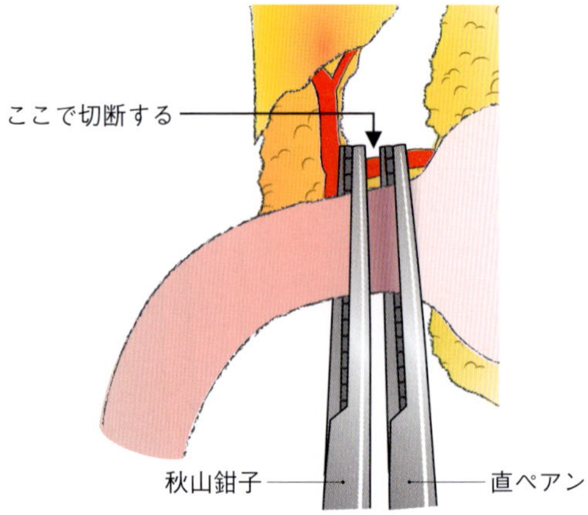

STEP 6 左胃大網動脈・静脈の処理

12 左胃大網動脈・静脈は，脾動脈・静脈から分岐，合流している。これらを根部で結紮・切断する。

ここでの留意点は出血防止である。これらの血管は厚い大網の中に埋もれていて見つけにくく，切断した血管をつかみ損ねると脂肪の中に引っ込んで止血困難な大量出血を起こす。静脈は脾静脈に続いており出血も多く，脾静脈自体の損傷を起こすとなおさらである。

また大網が脾臓に付着しているため，大網を引っ張った時に脾臓を損傷すると出血を起こす。出血時は，脾臓に無理なけん引がかからないように癒着を剝がし，脾臓の裂けた部位に止血綿を当てて圧迫する。ただし止血は困難で大量出血になる覚悟が必要で，閉腹時に止血を確認することを忘れてはいけない。

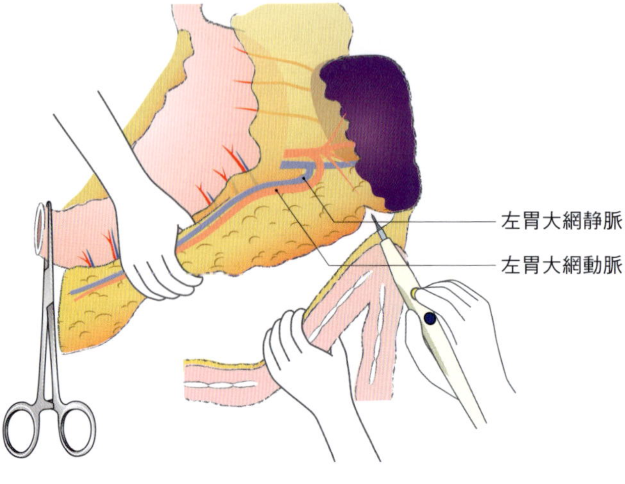

STEP 7 総肝動脈周囲の郭清，左胃動脈・静脈の処理

13 十二指腸から切り離した胃を左頭側へ引くと，膵上縁に総肝動脈の拍動が見える。そこから持ち上げた胃に向かう“突っ張り”があり，ここに左の胃動脈・静脈が入っている。

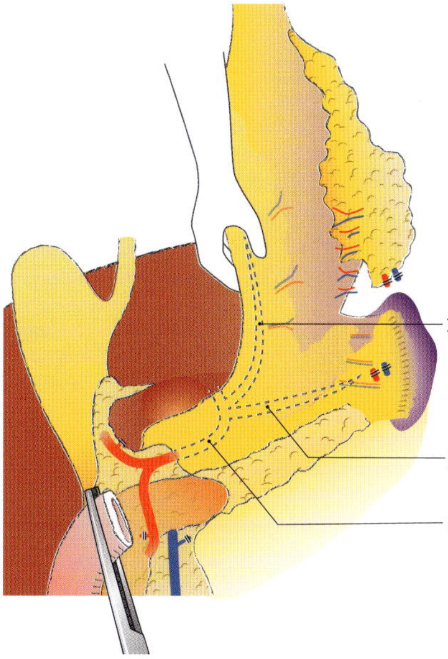

14 総肝動脈の血管を露出するように周囲の脂肪組織と一緒にリンパ節を郭清していくと，左胃動脈・静脈が現れる。まず静脈を結紮・切断する。この静脈は太く薄く，また引っ張ると膵臓裏の脾静脈合流部から引っこ抜けるように損傷し，止血が困難で大量出血を起こす。その場合は出血部位を圧迫して止血し，吸引をかけながらゆっくりはずして出血部位を確認する。把持できない場合はタイクロン糸でZ縫合をかけて止血する。

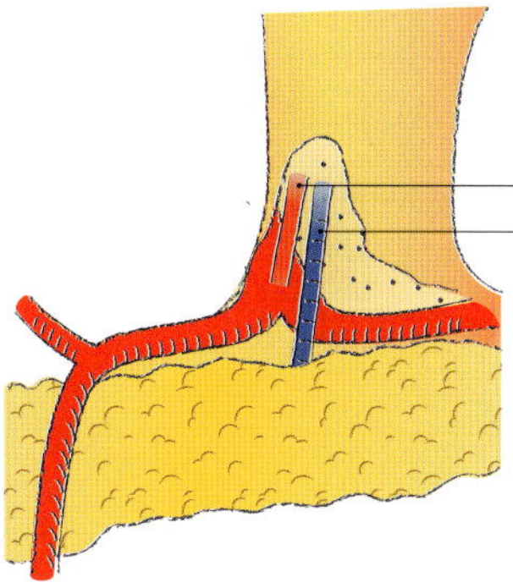

左胃動脈は腹腔動脈から直接出ており，損傷すると勢いのある大出血を起こす。切断時の鉗子による把持や結紮時の糸でちぎらないように注意する。

これらを順に結紮・切断するが，ここは手術で最大の危険地帯で，術者は神経がピリピリしている。スムーズな器械出しが要求される。

Q&A

Q Z縫合をするのはなぜ？

A 血管の切断端が引っ込んでしまい，ケリーで把持して結紮をすることができないからです。Z縫合はこの状態で止血を確実に行う方法です。出血部位の血管がありそうな場所を挟むようにZ字型に2箇所で針糸を通し，組織を縫い縮める結紮の方法で，広い範囲の止血が可能になります。

STEP 8 小彎側リンパ節の郭清

15 胃の小彎側のリンパ節を郭清するため，血管と脂肪を一塊として剝がし，切除する。胃は壁だけがむき出しになる。

ここは「剝離，把持，結紮・切断」の繰り返しで，テンポを大事にしたい。

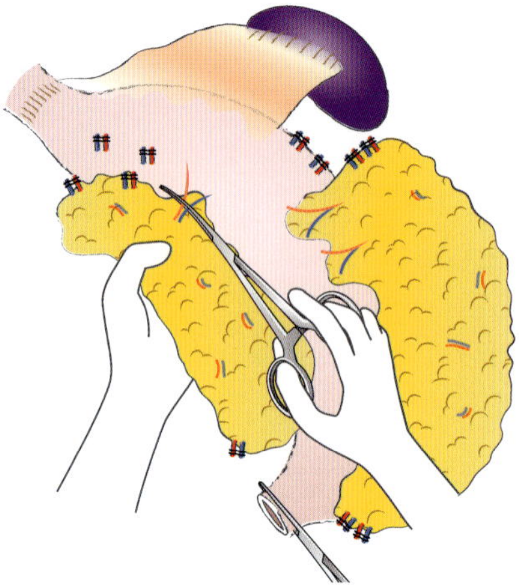

STEP 9 胃の切断

16 胃の切除ラインを確定するために，腫瘍の位置を確認する。腫瘍から 2 cm 以上（進行がんの場合。早期がんなら 1 cm 以上が目安）離れたところで，自動縫合器を用いて切断する。胃管が挿入されている場合は，縫合に巻き込まれないように注意する。断端の出血があれば電気メスで止血する。止まりにくい時は貫通結紮を行う。

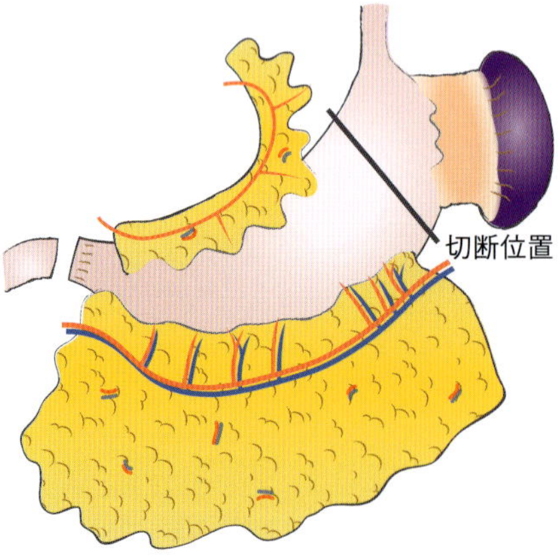

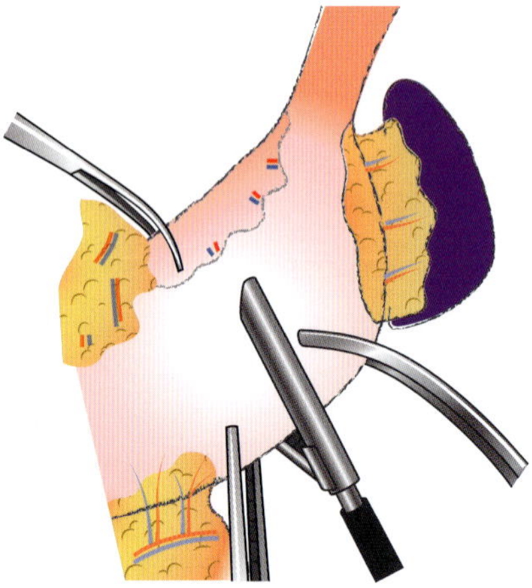

Q&A

Q 腫瘍が外壁から触知できない場合はどうするの？

A 早期がんは小さくやわらかいので，術中に胃の外側から触っても見つけることは無理です。そこで術前に胃内視鏡で，目印となるクリップを打っておき，これを触知してがんの位置を確かめます。術中に胃壁を開けて腫瘍を確認するのは術野が汚れる上に，肉眼ではなかなかわからないことが多く，勧められません。

STEP 10 胃の再建・吻合

17 十二指腸断端の口径を見て，その大きさに合うよう胃切除断端をトリミングし，吻合口を作製する。

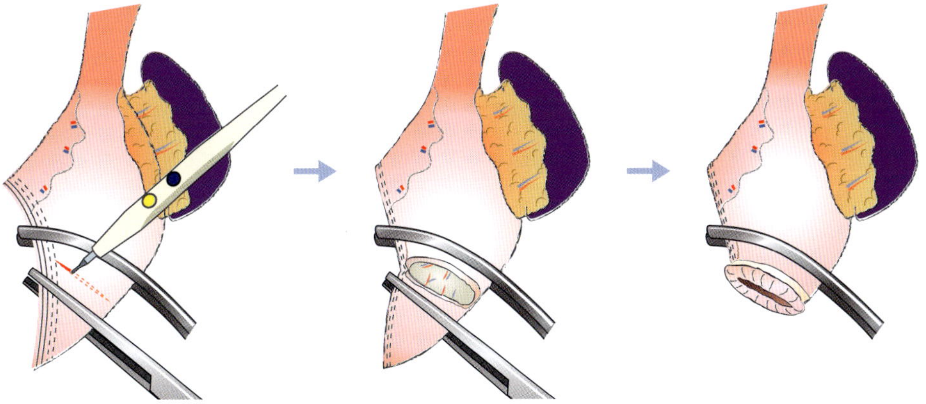

18 胃と十二指腸の吻合は視野もよく，手縫いで行うことが多い。助手は両断端を把持し，腸鉗子を持って寄せる（図-a）。吻合は後壁漿膜筋層（図-b），次に後壁粘膜（図-c），前壁粘膜（図-d），前壁筋層（図-e）の順で行う。

後壁漿膜筋層は非吸収糸（4-0 ソフシルク™ など）を用いる。糸をすべてかけてから結紮する。

粘膜は吸収糸（4-0 バイクリルラピッド®など）の連続縫合を行う。粘膜面が出ないように内→外→外→内とかけて締めて次に進む。粘膜はだぶついているので，胃，十二指腸両側を見ながら左右差や余りが出ないようにする。最後に前壁漿膜筋層を非吸収糸で結紮する（図-f）。

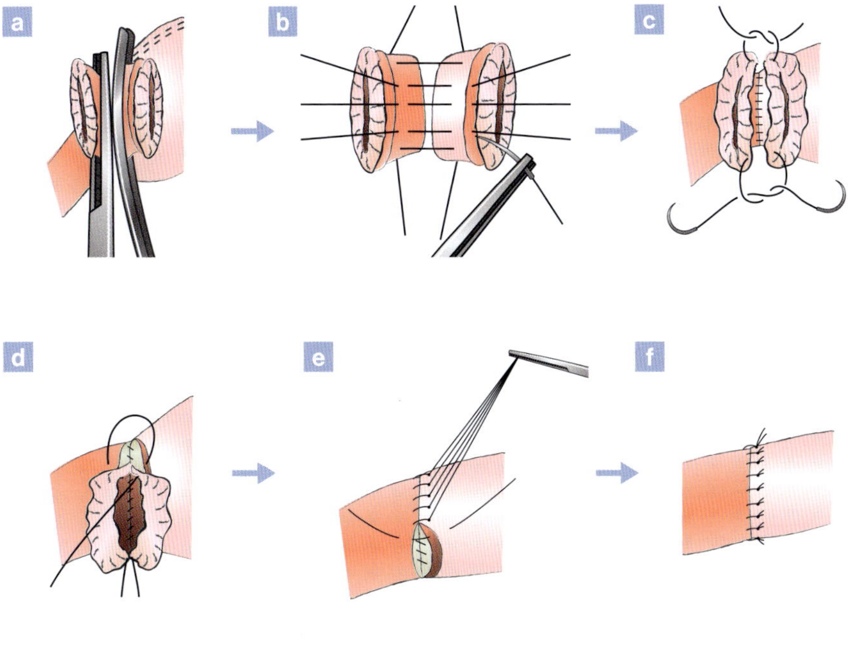

Q&A

Q 漿膜には非吸収糸，粘膜には吸収糸を使用するのはなぜ？

A 腸管の粘膜は常に食べたものに触れる場所で，縫合糸があることにより感染のリスクが高くなります。いったん感染すると糸がある限り治らないので，接続部が癒合したら消えてもらったほうが都合がよいのです。
腸管内容物と接しない漿膜側は，非吸収糸でしっかり縫合します。

19 器械吻合を行う場合は十二指腸断端に巾着縫合をかけてアンビルを挿入し，閉鎖する。胃の切除線の一部を自動縫合器をかけずに開けておき，ここから自動吻合器のシャフトを挿入して後壁に吻合する〔→ p.66 の Q&A〕。周囲を非吸収糸で補強する。

最後に胃の切開口を閉鎖する。

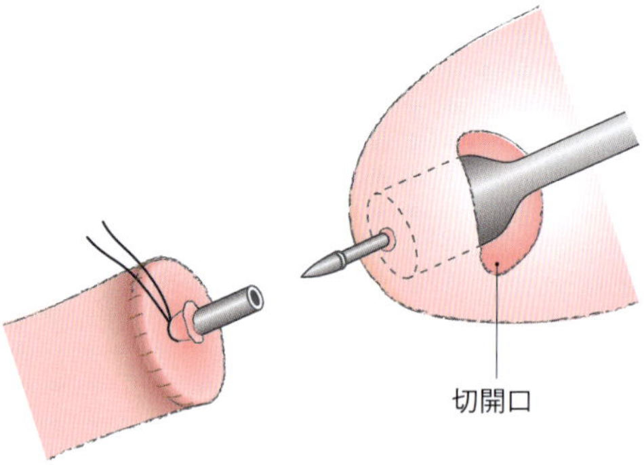

20 生食洗浄の上，吻合部付近にドレーンを入れて閉創する。

この時，吻合部をよく確認する。残胃や十二指腸の長さに余裕がなく，吻合部に緊張がかかっていると縫合不全の原因になるので，十二指腸の授動を確認する。

止血の確認は，切断した動静脈と脾臓周辺を忘れずに。ドレーンは十二指腸間膜の下を通って吻合部の裏に置く。

閉創後，X 線写真で体内にガーゼなどの遺残がないことを確認する。

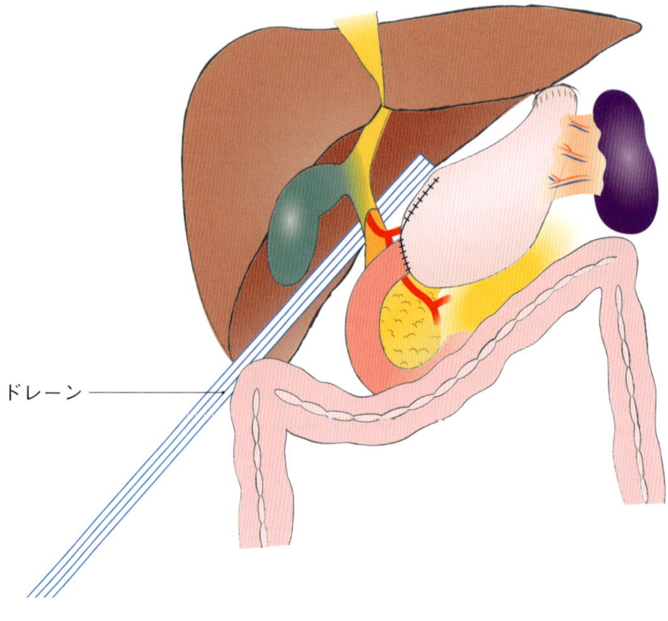

術後の観察 Point

術後出血

- ドレーンから出血はないか？ 胃管からの出血はないか？ を確認する。
- 排液は淡血性（淡い赤色）ならば正常だが，術直後から濃い赤色の排液が持続する時は術後出血を考える。

縫合不全の兆候

- 発熱があれば，縫合不全や創感染，肺炎などの感染症を疑う。高齢の患者では創による腹痛によりしっかりした咳ができず，痰が出せないため肺炎を起こしやすい。
- ドレーンからの排液が茶色や緑色になったら腸液や胆汁が混じっている証拠で，縫合不全を疑う。縫合不全では感染も起きるので，膿性滲出液になることもある。

COLUMN 日本の標準術式は“クレージー”？

筆者が外科医になった1980年代，胃がんの手術を勉強する中で不思議に思ったことがあった。外国ではなぜ，リンパ節を1群，2群に分けていないのだろう？ 米国の手術書にはなぜ，2群郭清も網嚢切除も記載がないのだろう？

その頃胃がんは日本人に最も多いがんで，これほど胃がんの多い国は他になかった。多くの人の命を奪う胃がんは日本の外科の最大の敵であった。

胃がんを克服するために，日本で胃がん取り扱い規約が作成され，2群リンパ節郭清を基本とする標準術式が開発された。それはリンパ節転移があっても2群リンパ節郭清して治す，腹膜播種があっても網膜切除して治すことをめざしたものだが，“クレージー”とまで評される複雑さと難しさから，世界の標準術式になることはなかった。

胃がんの手術に込められた願い，そしてそれを現実にやってのける確かな腕，胃がんの手術ができるようになることは，日本では外科研修医の憧れで，一人前の証であった。

おさえておきたい解剖の知識

胃に限らず，がんの手術ではリンパ節郭清を行う。がんはリンパ管内に入り込みリンパ液の流れに乗ってリンパ節へ転移するからである。リンパ節に転移がないかは肉眼では判別できない。そのため，転移している可能性のあるリンパ節をすべて切除する。

リンパ節の分布と切除の方法

リンパ節は血管にまとわりつくように分布している（図-a）。これを取るには，血管だけ残してそれ以外の脂肪，神経，リンパ管などと一緒にリンパ節を取る方法（図-b）と，血管ごと一塊で取る方法（図-c）がある。

bのように血管を残せば，一緒にリンパ節やがん細胞を残す危険性があるが，血管の支配領域の組織の血流は保たれるため，臓器を切除する必要はない。

cのように血管を切れば，より徹底したリンパ節切除ができるが，切った血管の支配領域は血流がなくなる。そのためその部分の臓器は残すことができず，合併切除となる。

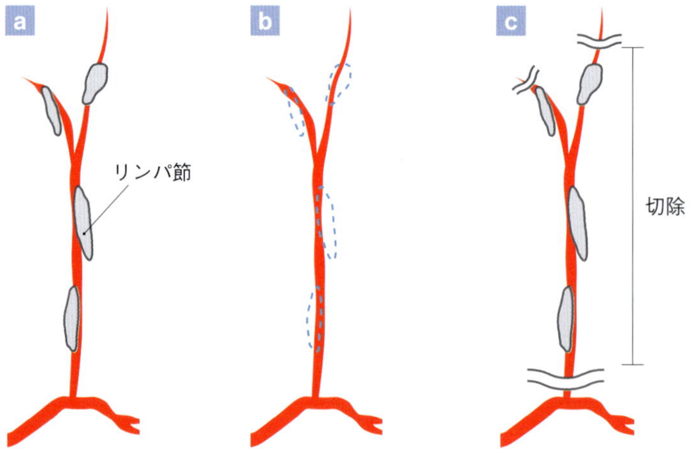

▲リンパ節の切除の方法

胃がんの手術におけるリンパ節郭清

胃がんの手術では，胃に近い 4 本の血管についてはリンパ節転移が起きやすいことから必ず切断し，cの方法でリンパ節郭清を十分行う。しかし，総肝動脈など胃以外の臓器にも血液を供給する血管は切ることができないため，bの方法で血管を残しながらリンパ節郭清を行う。

リンパ節郭清の範囲

胃周囲のリンパ節は，胃に近い方から1群，2群，3群と分けられ，1群のリンパ節を切除することを「D1レベルのリンパ節郭清（D1郭清）」という（D2，D3も同様）。

リンパ節転移は胃に隣接する1群のリンパ節から起き，2群，3群へと順番に広がっていく。3群のリンパ節は胃から離れており，ここより先のリンパ節は転移していても切除できない。ここまで転移が進むとがんは全身に広がっており，手術で治すことはできないことが多い。

転移があるかないかは手術中にはわからず，術後の病理検査で明らかになる。早期胃がんではリンパ節転移の可能性がほとんどないので，胃切除を行うと一緒に取れる1群までを切除する（D1郭清）。胃がん手術では2群までのD2郭清が標準となる。2群に転移がなければ，その先の3群には転移はなく，がんは取り切れている。

2群に転移があった場合が問題で，3群の代表として16番のリンパ節〔→p.23〕のサンプリングをする。16番に転移がなければ，2群までの郭清でがんが取り切れる可能性が出てくる。しかし16番に転移があれば，手術をしてもがんが遺残することになる。

3 右半結腸切除術

右半結腸切除術の概要

右半結腸切除術は，盲腸がん，上行結腸がん，横行結腸がんなどに行う。大腸がんの増加で，結腸切除術は増えている。

手術の概要は，がんのある部分の結腸を切除し，リンパ節を郭清し，吻合・再建する。最近では腹腔鏡下手術が標準となりつつある。開腹手術と腹腔鏡下手術では行うことは同じだが，ここでは全体の流れや腹部の解剖を理解するため，開腹手術を取り上げる。

手術の要点となる血管処理

大腸は，盲腸，上行結腸，横行結腸，下行結腸，S 状結腸，直腸に分けられる（図-a）。それぞれの部分には栄養する血管が 1 本ずつ決まっている（たとえば盲腸←回結腸動脈，上行結腸←右結腸動脈，横行結腸←中結腸動脈という具合に。このうち盲腸から横行結腸までの血管は上腸間膜動脈の枝，下行結腸から直腸までの血管は下腸間膜動脈の枝となっている）。

腸は発生の過程で長くなり，それが腹部に収まるように回転した。回転する前に戻して血管の走行を考えてみよう（図-b）。上腸間膜動脈の 1 本から，小腸の血管と結腸の血管が葉脈の

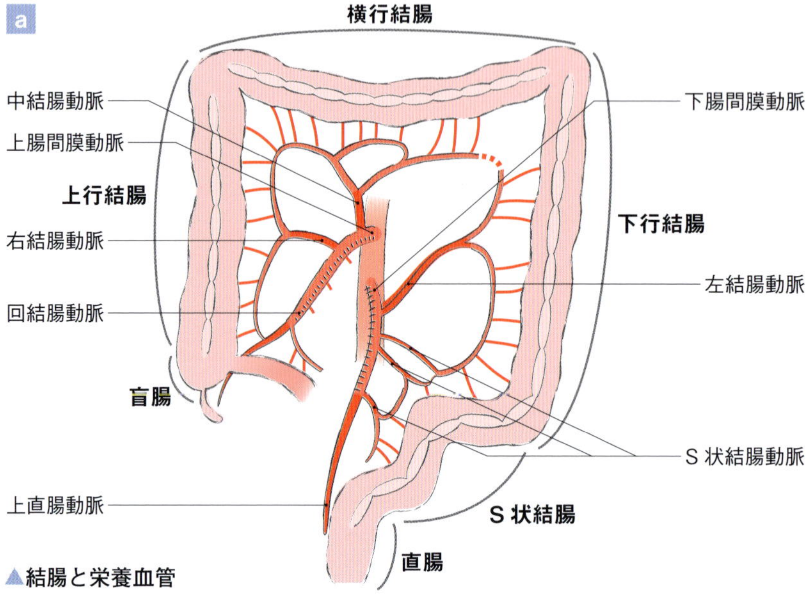

▲結腸と栄養血管

ように出ている。それぞれの血管は腸管に近くなると枝分かれして，腸管に沿って走る辺縁動脈を形成し，そこから細い血管が腸管に流入する。

» リンパ節郭清のための血管の切断・温存

リンパ節転移に対してはリンパ節郭清を行う。

1）血行性転移とリンパ行性転移

がん細胞が静脈の中に入り込み，血液の流れに乗って肝臓や肺に転移することを血行性転移という。がん細胞がリンパ液の流れに乗って転移することをリンパ行性転移という。

動脈は大動脈から枝分かれを繰り返して徐々に細くなり，腸管壁の中のすみずみまで行きわたる。リンパ管はその逆で，腸管壁の中の細い状態から合流を繰り返し，次第に太くなりながら動脈に沿って走り，最後は大動脈周囲の胸管に流れ込む。リンパ管には所々にリンパ節がある。がん細胞はここで引っかかり，リンパ節転移となる。

2）切除する血管，残す血管

上行結腸にがんができると，上行結腸を切除する。この時，がん細胞が流れていくリンパ管は右結腸動脈に沿って走っているので，右結腸動脈を一緒に切除して徹底的にリンパ管を切り取る。

リンパ管はさらに上腸間膜動脈に沿って大動脈へ向かうが，だからといって同じようにこの動脈を切除することはできない。**上腸間膜動脈からは小腸への血管や横行結腸への血管が出ているため，これらの血流がなくなれば臓器は壊死してしまう。**そのため血管をむき出しにするようにして，リンパ管やリンパ節だけを切除する〔→ p.38〕。

なお，大動脈周囲までリンパ節転移がある時は，がん細胞はすでに切除できる範囲を越えて広がっていることになり，手術では治療できない進行した状態ということになる。

b

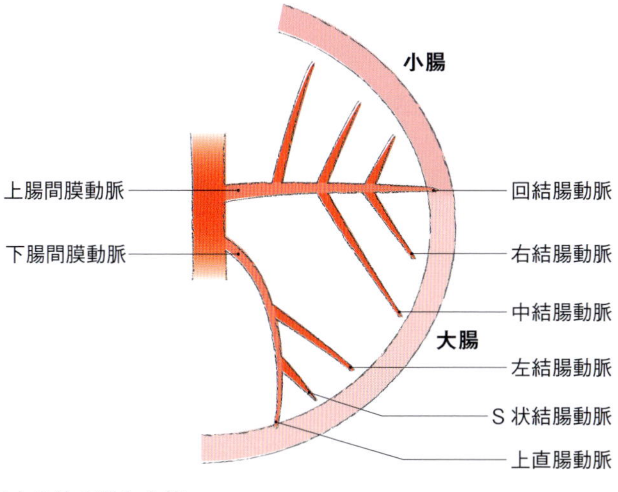

▲回転する前の腸と血管

右半結腸切除術の基本

体位

- 仰臥位。術者は患者の右側，助手は左側に立つ。手術台を左右・頭尾に傾けることはない。手術操作は，肝彎曲部から回盲部まで上下に広い範囲となる。視野を確保するための鈎引《こうひ》きと，無影灯の合わせに工夫が必要となる。

麻酔

- 全身麻酔＋硬膜外麻酔

手術に要する時間

- 2〜4 時間

手術適応

- 右結腸の悪性腫瘍（盲腸がん，上行結腸がん，横行結腸がん）

使用する主な器械

- 開腹セット〔→ p.25〕
- 超音波凝固メス（ハーモニック®，①）
- 自動縫合器（エンド GIA™，②）
- 血管シーリングシステム（リガシュアー™，③）

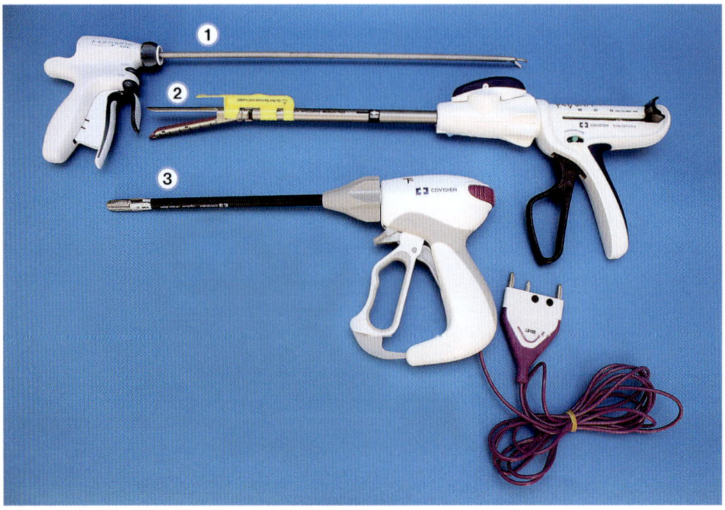

▲右半結腸切除術で使用する主な器械

右半結腸切除術の手順

STEP 1 開腹

1 上腹部正中切開で開腹する。切開は胸骨剣状突起の5 cm尾側から臍下5 cmまで。下部消化管だが手術の中心は血管処理になるので，上腸間膜動脈根部がよく見える手術野が必要である。

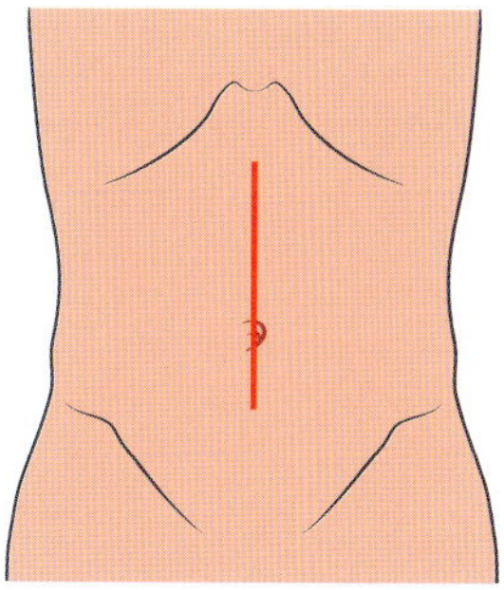

2 開腹すると，右腹壁を走る上行結腸が見える。これは肝臓に突き当たって方向を変えて横行結腸となる。さらに胆嚢や十二指腸の脇を通って腹部を横切り，脾臓に達すると方向を変える。今度は下行結腸となり，左腹壁に沿って肛門へ向かう。横行結腸は，大網に覆われていて見ることができない。

結腸のうち上行結腸と下行結腸は側腹壁に固定され，直腸は骨盤に固定されている。これに対して，上行結腸と下行結腸で挟まれた横行結腸，下行結腸と直腸に挟まれたS状結腸は，両端を固定されているだけで中央部分はよく動く（下図）。

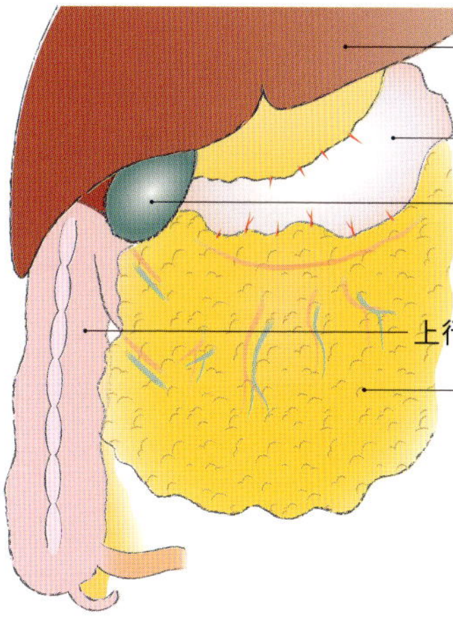

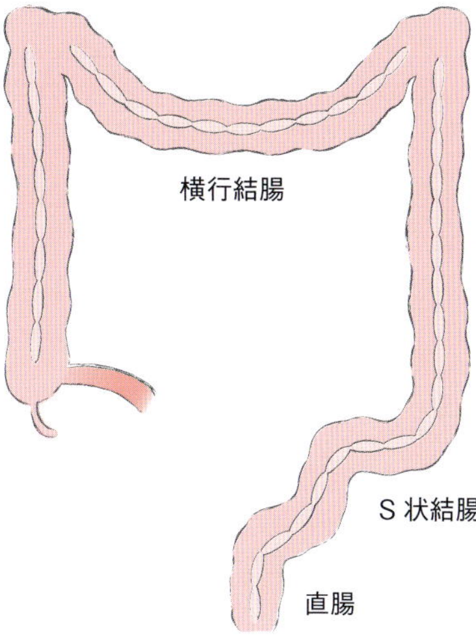

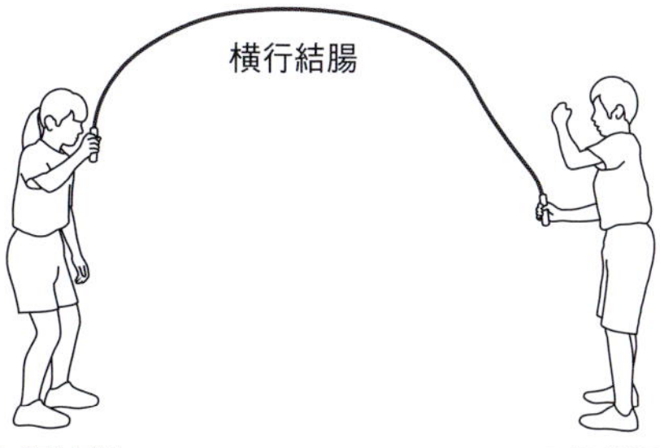

STEP 2 上行結腸の授動

3 切除範囲の横行結腸に付着する大網を合併切除する。網嚢を開け，右胃大網動脈を残して大網を切断する。切除範囲の横行結腸がよく動くようになり，見やすくなる。

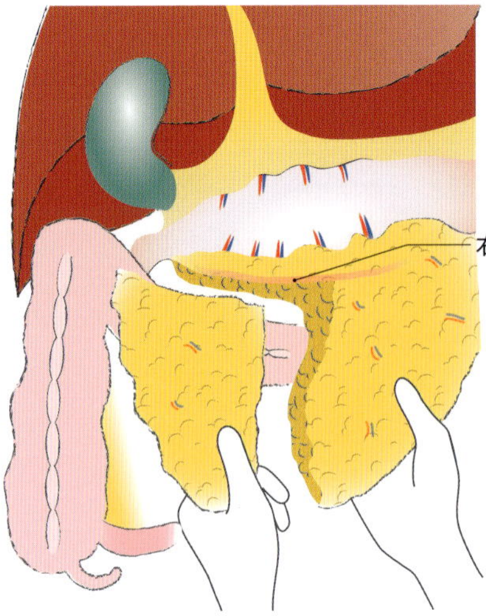

4 上行結腸は腸間膜が後腹膜に癒着し，腸管は右腹壁と癒着している（図-a）。

上行結腸の血管は腸間膜内を走り，その周りにリンパ節がある。腸間膜を漿膜に包まれたまま切除すればがん細胞が散らばることなくリンパ節を切除できる。

図-bに示した位置で腹膜を切開し，腸管と腸間膜を一体になった腹膜ごと授動して，上行結腸を腹壁からはずしていくのがコツである（図-aの青線）。

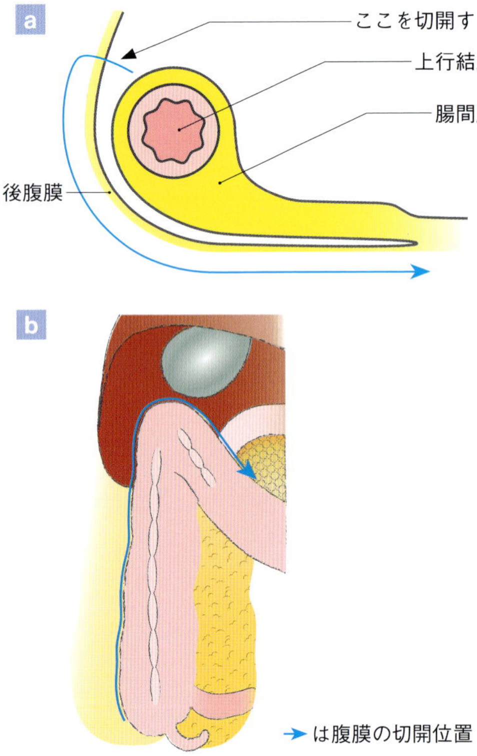

Q&A

Q 後腹膜と後腹膜腔の違いは？

A 開腹操作で腹部の皮膚を切開し，皮下脂肪を分け入り腹壁筋の筋膜を切開すると，腹膜前脂肪層が出ます。その脂肪を押し分けると見える半透明の薄い膜が腹膜です。腹膜を切開すると，中に胃，小腸，結腸の消化管と肝臓・脾臓などが入っています。これらが入っているスペースが腹膜で囲まれた腹腔です。この腹腔の背側を「後腹膜腔」といい，ここには脂肪に包まれて腎臓や大動脈などがあります。腹腔と後腹膜腔を境する腹膜を，腹腔の背側（＝後ろ）にあることから「後腹膜」と呼ぶこともあります（ただし，腹側の腹膜を前腹膜と呼ぶことはありません）。

5 盲腸から上行結腸の外側と腹壁の癒着部分をケリーで誘導しながら電気メスで切開し，肝彎曲部を越えて十二指腸および膵頭部に達する。上行結腸を外側から正中側へ引き起こしながら，後腹膜を剝がしていく。

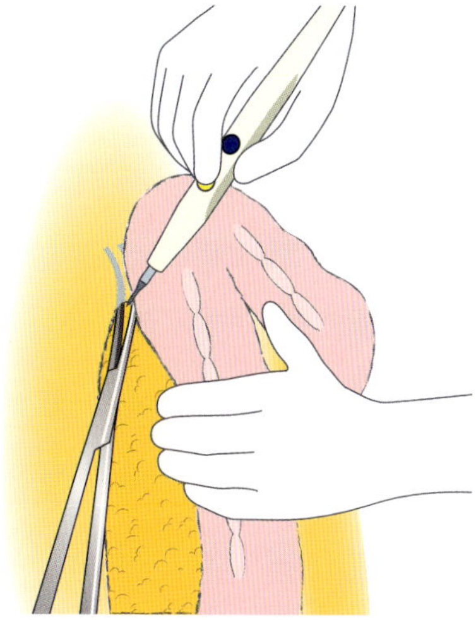

6 後腹膜の剝離を正中まで進めると，十二指腸と膵頭部が見える。脂肪に囲まれた腎臓があり，尾側に尿管が見える。正中側では下大静脈が後腹膜腔の脂肪層を通してうっすら青く見え，その左側に脈打つ大動脈を触知する。

ここで術者が気を遣うポイントは2つある。十二指腸は横行結腸と意外に近いため，後腹膜剝離の際にこれを傷つけないよう注意すること。もう1つは右尿管損傷を起こさないことである。後腹膜腔の脂肪の中から，蠕動している尿管をできる限り早く確認しておくことが，一番の予防策となる。

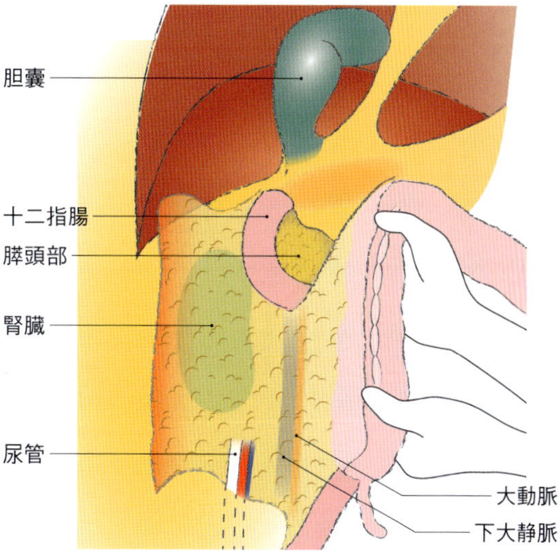

こんな時は？

- 尿管を損傷した時
  - ➡ 尿管を損傷すると，術中の尿の流出が減ったり，尿に血液が混じったりする。尿は透明なので漏れていてもわからないが，インジゴカルミンの静脈注射をすると尿が青く着色し，損傷部位からの漏出を見ることができる。尿管損傷の場合はあわてず，尿管ステントを入れた上で損傷部の縫合や離断部の吻合を行う。

STEP 3 脈管の処理，腸管の切除

7 授動された上行結腸を広げると，腸間膜内に動脈・静脈の走行が盛り上がりとして見え，触診で脈を確認できる。上腸間膜動脈の右側から結腸へ向かう動脈が分岐し，左側から小腸へ向かう動脈が分岐している〔→ p.40 図-a〕。

血管に沿って腸間膜の漿膜を電気メスで切開すると，上腸間膜動脈から回結腸動脈まで走る動脈・静脈と，そこから左右に分岐する枝が見えてくる。

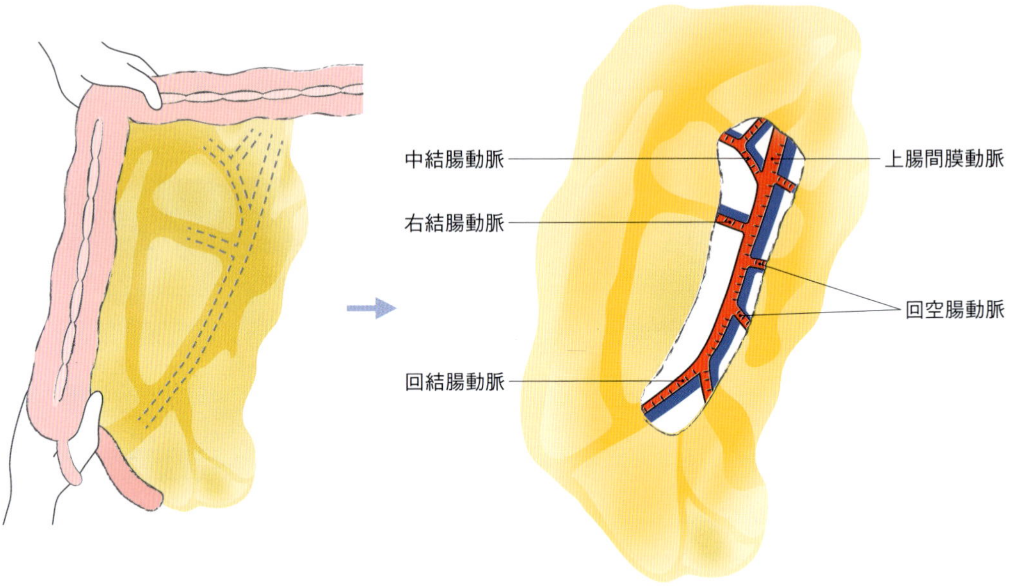

8 リンパ節郭清のため，右結腸へ向かう動脈は根部で切断する。残る側の動脈は2重結紮とする（切除側は1重結紮でよい）。伴走する静脈を結紮・切断する。上腸間膜動脈は左側から枝分かれする小腸動脈を残し，血管周囲のリンパ節を脂肪ごと郭清する。

切除範囲に合わせて腸間膜を切開し，辺縁動脈を結紮処理する。横行結腸，回腸を切断し，右結腸を切除する。

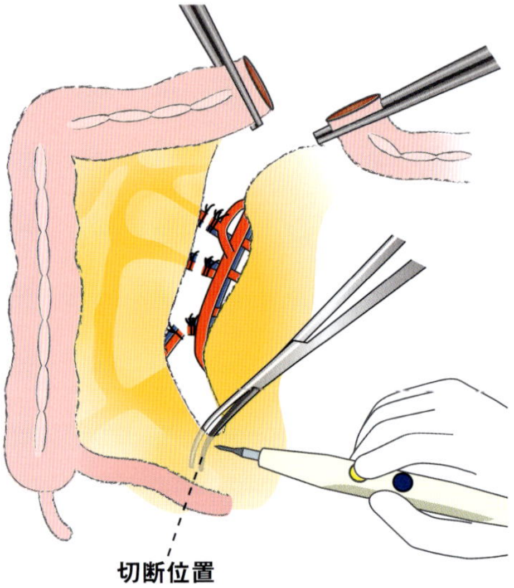

Q&A

Q なぜ残る側だけを2重結紮とするの？

A 結紮はゆるみます。また組織を引っ張った時に糸が抜けてしまうことがあります。
切除側は体外に臓器を取り出すまで止血されていればよいので，時間短縮のため1回の結紮とします。体に残す側は血管をしっかりと閉じておく必要があるので，2重結紮にします。腸の手術に限らず，他の手術でもこの考え方は同じです。

STEP 4 吻合・再建

9 回腸断端と横行結腸を吻合する。器械吻合（図）か手縫いで行う。

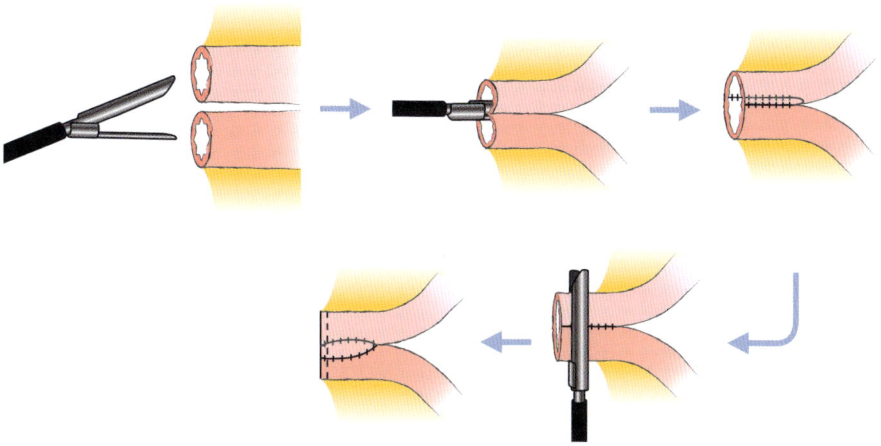

Q&A

Q 横行結腸の吻合で縫合不全が多いのはなぜ？

A 中結腸動脈を切断した後の横行結腸は，辺縁動脈を通ってくる左結腸側からの血流に頼らなければなりません。ところが脾彎曲部で辺縁動脈がつながっていない場合があります〔→p.50の図〕。その場合，横行結腸は壊死しないまでも吻合部の血流不全のため，縫合不全が起きます。
血流に不安がある場合（腸管の色がどす黒い，断端からの出血が黒っぽい，辺縁動脈に脈を認めないなど）は，左結腸側からの辺縁動脈血流が確保されているところまで，横行結腸を追加切除する必要があります。

Q 器械吻合か手縫いかは，どのようにして決めるの？

A 器械吻合は使い方を習熟すれば時間が短縮でき，誰がやってもいつも同じ仕上がりになります。器械操作に適した腸管のゆとりが必要です。
一方，手縫いは吻合する筋層，粘膜の血流やもろさを確認し，それに合わせて縫合していきます。持針器で針糸を操り縫合する術者と，結紮する助手のいずれもが習熟していることが必要で，手数が多く時間がかかります。
手術によっては，器械が入らない，針が届かないなど，どちらかの方法しかできない場面もあることから，両方の手技を使いこなす必要があります。

STEP 5 閉腹

10 腹腔内を洗浄の上，吻合部の近くにドレーンを入れて閉腹する。
体内にガーゼなどの遺残がないことをガーゼカウントとX線写真で確認する。

術後の観察 Point

発熱の有無

- 発熱がある場合は，縫合不全，大腸切断にともなう腸内細菌による皮下感染，肺炎，尿路感染（右尿管を知らぬ間に損傷したことによる）の有無を確かめる。

ドレーンからの排液の確認

- 血性ではないか，消化液が混入していないかを観察する。
- 縫合不全の場合は発熱の他，ドレーンの排液に消化液の色（茶色）が見られる。特に中結腸動脈を切断した時の横行結腸吻合では縫合不全が起きやすい。

術後腸閉塞の兆候に注意

- 腹部膨満や腹痛，吐き気・嘔吐があり，排ガス・排便がない時は腸閉塞を疑い，X線検査を行う。

COLUMN 時差を超えた手術はできるか？

ロボット手術が開発され，実用化が進んでいる。医師は患者から離れて椅子に座ったまま遠隔操作でロボットを操縦し，手術を行う。

たとえば南極で手術が必要になった時に，日本からロボットを遠隔操作して手術をすることはできるのだろうか？ 南極昭和基地と，筆者の勤務する東葛病院はテレビ回線でつながっていて，定期交信や臨時交信で医療相談を行っている。南極は日本から1万5千km離れており，1秒弱の時差があるのだろう，会話は注意しないとお互いの言葉がかぶってしまう。時差を処理する研究が進められているが，よほど完全に同期しないと拍動する動脈の近くの操作は難しそうだ。

ところで，南極基地は宇宙船と環境が似ていることから，火星旅行のシミュレーションとしても活用されている。火星に到着した宇宙船内で手術が必要になった場合，地球との時差は10分近くになる。届いた画像は10分前のもので，手元の操作が実際に向こうで実施されるのは10分後となる。こうなると，遠隔操作での手術はなかなか難しい。医療の世界にもAIが進出するだろうが，手術の現場では人間の目と手とチームワークの時代がまだまだ続きそうだ。

4 S状結腸切除術

左半結腸切除術の概要

左半結腸切除術は，下行結腸，S状結腸，直腸のがんに対して行われる。S状結腸や直腸は肛門に近く，手術は骨盤内での操作になる。骨盤内は狭く深いため視野が悪く，針をかけたり結紮することが難しく，助手の腕の見せ所となる。

最近では開腹手術より腹腔鏡下手術の方が多くなっている。腹腔鏡により骨盤の奥までよく見ることができ，そこを超音波凝固メス（ハーモニック®）などの結紮不要のデバイスで切っていく。このような腹腔鏡用に開発された器材を使うことで，開腹手術の操作も容易になった。

腹腔鏡下手術と開腹手術は，視野が違うので順序やアプローチに差があるが，行うことは基本的に同じである。ここでは左半結腸切除術で最も多いS状結腸切除術を取り上げ，全体の流れや解剖がわかりやすい開腹手術と，標準術式となってきた腹腔鏡下手術〔→ p.58〕を説明する。

左半結腸切除術の要点

この手術で行うことは，「がんのある腸管の切除」「リンパ節郭清」「腸管を吻合して再建」の3つである。

がんを残さないために十分な長さの腸を切除し，リンパ節を郭清する。だが，腸管が短くなって骨盤の底にある直腸断端まで届かないと吻合ができず，人工肛門を造設することになってしまう。**必要な長さの腸管をどうやって残すか，考えながら切除に取り組む。**

残る腸管の長さを左右するのはリンパ節郭清だ。リンパ節は動脈に沿って並んでいる（図-a）。動脈を切断し一緒に取ってくるのが一番確実なリンパ節郭清になる（図-b）。しかし血管を切ったことで血流のなくなった腸管は残すことができない〔→ p.38〕。そこで吻合に必要な腸管を残すために，切ってはいけない血管は周囲の郭清を行って残す（図-c）。

骨盤内の手術では尿管を傷つけないことも重要で，そのためには**いつも尿管がどこにあるかを気にかけていることが必要である。**

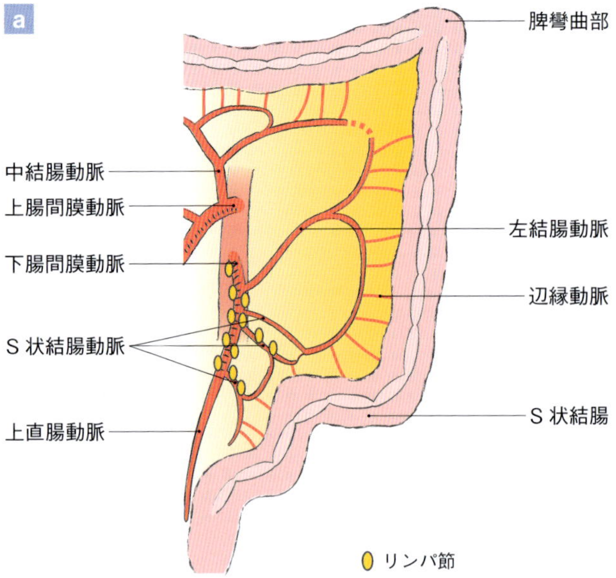

▲主な動脈とリンパ節の位置

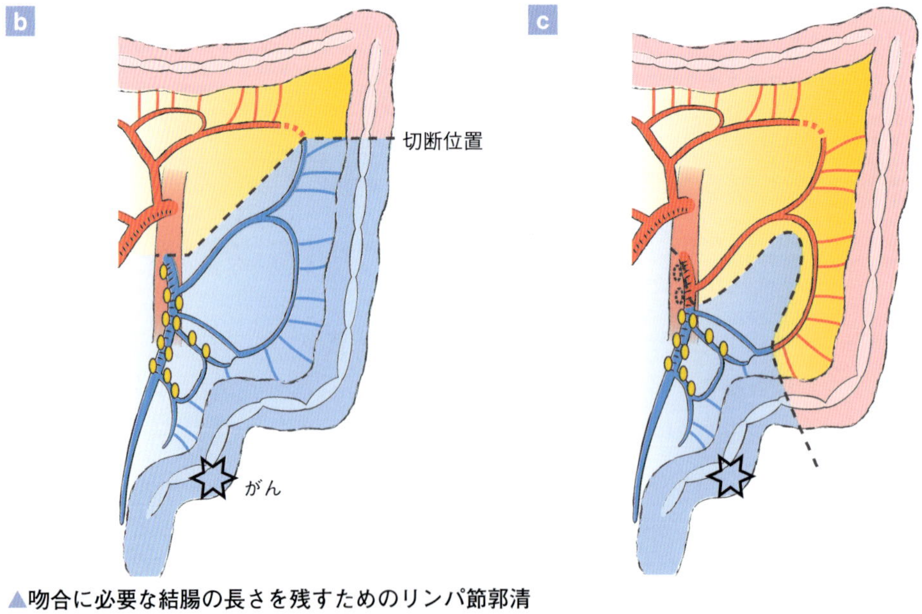

▲吻合に必要な結腸の長さを残すためのリンパ節郭清

(リンパ節郭清のために)下腸間膜動脈を切断すると，その枝の左結腸動脈領域の下行結腸は血流がなくなり残せない(図-b)。下行結腸を残すためには下腸間膜動脈と左結腸動脈を残してリンパ節だけを切除する(図-c)。
脾彎曲部で，横行結腸の辺縁動脈と下行結腸の辺縁動脈がつながっている場合(図の点線部分)はここから下行結腸まで血液が保たれるので，下腸間膜動脈を切断しても下行結腸を残すことができる。

S状結腸切除術の基本

体位

截石位。骨盤内の操作の時に助手が患者の股の間に立ち，経肛門的に器械吻合を行うためである。

両足が開き腹部や会陰部，下肢が露出する截石位は手術中の体温低下が起きやすい。両足それぞれを加温シートでくるみ，上半身に温風機を用いて保温する。

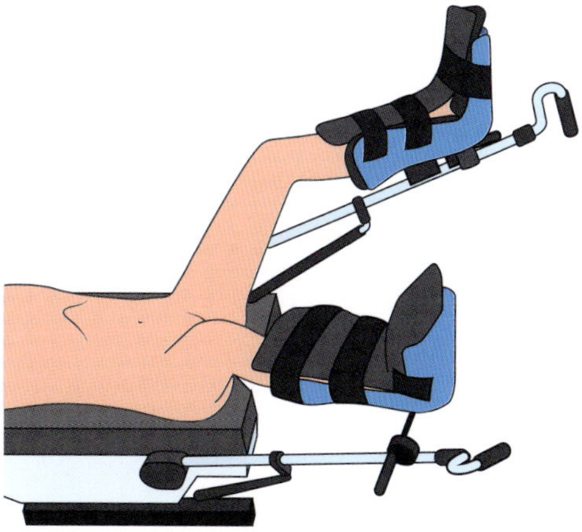

▲S状結腸切除術の体位

麻酔

- 全身麻酔＋硬膜外麻酔

手術に要する時間

- 3～4時間。直腸の切断部位が肛門に近いほど手術は困難で時間がかかる。また，一般的に骨盤が狭い男性は骨盤内操作が困難で，やはり時間がかかる。

手術適応

- 左半結腸の悪性腫瘍（下行結腸がん，S状結腸がん，直腸がん）

使用する主な器械

- 開腹セット〔→p.25〕
- 自動吻合器(EEA™ ステープラー，①)
- 超音波凝固メス（ハーモニック®，②)
- 自動縫合器（エンドGIA，③)
- 血管シーリングシステム（リガシュアー™，④)
- 直腸鉤（⑤)
- PSI鉗子（⑥)
- L字鉗子（⑦)

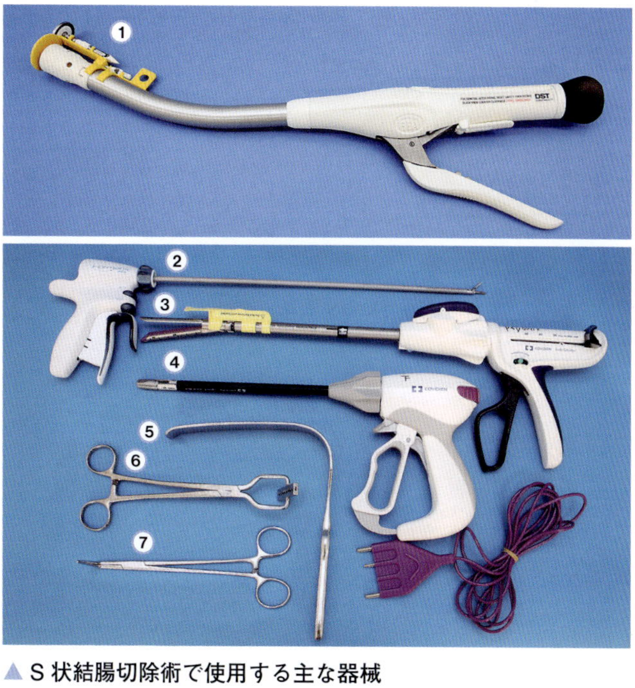

▲S状結腸切除術で使用する主な器械

S状結腸切除術の手順

STEP 1　開腹

1 切除と吻合のために骨盤内が見え，リンパ節郭清のために下腸間膜動脈根部が見えることが必要となる。

そのため開腹は，臍の頭側5 cmから恥骨までの下腹部正中切開となる。

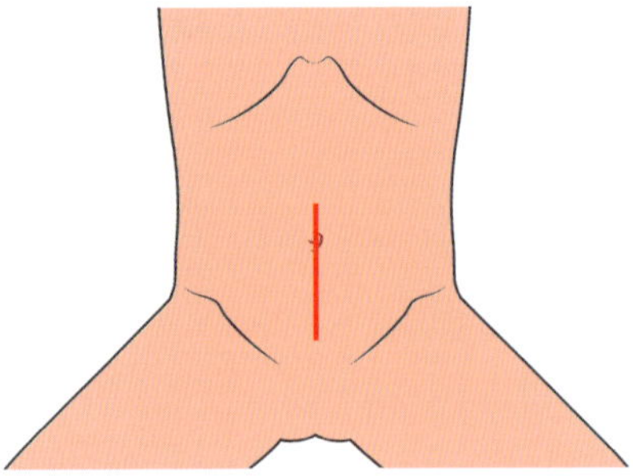

STEP 2　S状結腸の剝離，授動

2 小腸を頭側によけて視野を作る。骨盤内に膀胱があり，その奥に直腸が見える。

下行結腸は左腹壁に固定されている。直腸は骨盤内で仙骨前面を走りダグラス窩で腹膜下に潜り込んでいる。途中のS状結腸は固定されておらずよく動くが，一部左腹壁と癒着している。これをケリーと電気メスで剝離する。

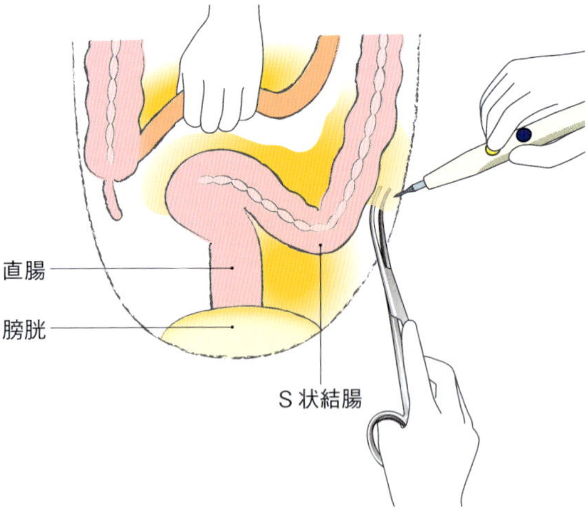

3 癒着をはずすとS状結腸は厚い腸間膜ごと伸びて左右に動く。S状結腸を右へ伸展し，S状結腸間膜の漿膜を腹壁に沿って切開すると後腹膜腔に達する。

この切開を口側は下行結腸の端まで，肛門側はダグラス窩の直腸の前面まで広げると，総腸骨動脈をまたぐ尿管が見える。尿管は白い索状物で蠕動している。確認したら，損傷しないようにする。

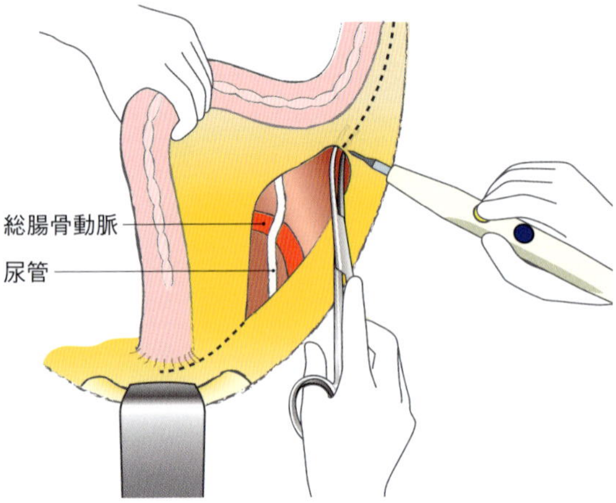

4 次にS状結腸の右側の漿膜を切開する。S状結腸を左へ伸展すると，下腸間膜動脈の盛り上がりが確認できる。この下腸間膜動脈と骨盤の間を，頭側は右総腸骨動脈を越えて下腸間膜動脈の根部まで，尾側は直腸前方を回り込み，左からの切開につなげる。

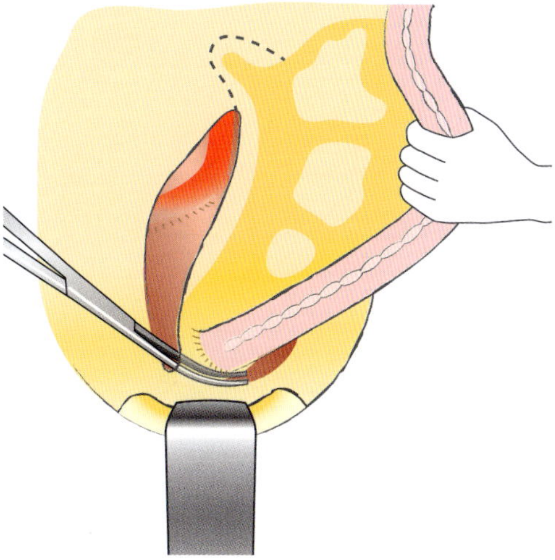

5 左右の漿膜を切開してS状結腸を左側へ引き上げると，大動脈から立ち上がる下腸間膜動脈が確認できる。

下腸間膜動脈に沿って周囲のリンパ節を脂肪組織とともに郭清していくと，左結腸動脈，S状結腸動脈，まっすぐ直腸へ向かう上直腸動脈が確認できる。

大動脈の両脇に総腸骨動脈を乗り越えて骨盤後壁に沿って走る左右の下腹神経が見え，これを温存する。

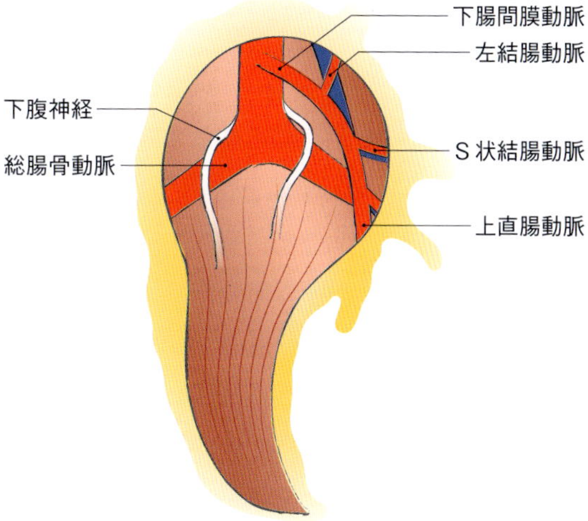

Q&A

Q 下腹神経を損傷すると，どのような問題が起きるの？

A 損傷すると，排尿機能や男性の性機能に影響があります。これらの機能を温存するためには，少なくとも一方の神経を残します。

STEP 3 S 状結腸の切断

6 血管と腸管を切断する。S 状結腸断端が骨盤底にある直腸断端まで緊張なく届くように，できるだけ S 状結腸を長く残す。

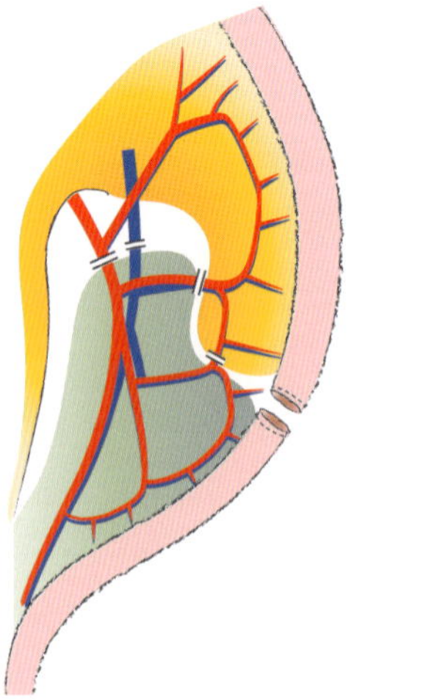

STEP 4 直腸の授動

7 切断した肛門側の S 状結腸を，前後左右にけん引し観察しながら，直腸と骨盤の固定を順次はずしていく。

前方は男性では精嚢腺が，女性では子宮が直腸壁と癒着している。この間を剝離する時に直腸から離れてこれらに切り込むと，止血に困る出血を起こす。逆に直腸側に寄りすぎて薄い直腸壁を損傷すると，直腸内の腸液や便，腫瘍が骨盤内に漏れ出ることになる。

この操作は骨盤の奥底で難易度が高く，執刀医も苦戦する。ペアン糸の代わりのケリー糸や，長い刃先の電気メス，腹腔鏡手術で使用する超音波凝固メス（ハーモニック®）などを要望したり，また繰り返し照明の調整を求めることもある。

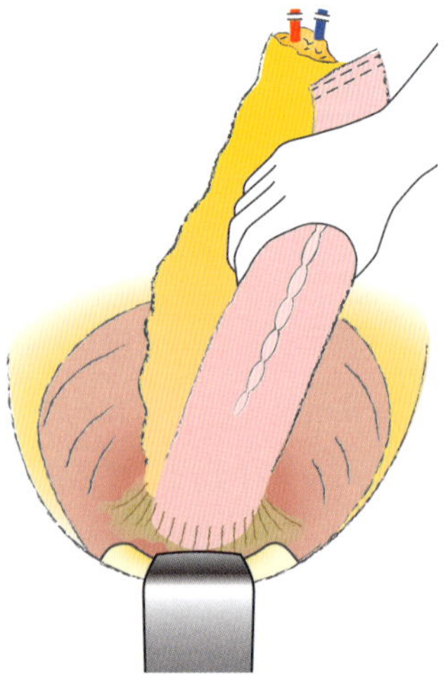

直腸の背側と仙骨前面は結合の弱い層があり，ここを鈍的に一気に剝離し，尾骨前面に達する。仙骨前面には静脈叢があり，剝離が仙骨寄りに深くなって出血すると止血に苦労する。

こんな時は？

- 骨盤内で出血した時
  - ➡ 深い所で縫合・止血するため，長めの持針器と糸付き針，長い鑷子などを準備する。ハーモニック®が有効。出血が止まらない時はひとまず圧迫し，腸管切除後に視野がよくなったところで止血に取り組む。
- 腸管に穴が開き，便や腸液が骨盤内に漏れ出した時
  - ➡ 損傷した腸管の穴を縫合して塞ぐ。便とともにがん細胞も流れ出たと考え，操作が終わってからよく洗浄する。

Q&A

Q 女性の場合，子宮があるために注意する点は？

A 子宮は直腸と膀胱の間にあります。骨盤内操作では視野の妨げになり，手術がやりにくくなります。子宮へのがんの浸潤があれば子宮を合併切除します。一方で，膀胱との間に子宮があることで，がんの膀胱浸潤を防いでいるともいえます。

8 直腸の前方,後方を剝離すると,左右両側にしっかりした結合織が残る。ここには内腸骨動脈から出る中直腸動脈がある。切断後の結紮は深くて手が届かず困難で，ハーモニック®などのデバイスが有効である。尿管が近くを走るので損傷しないように気を付ける。

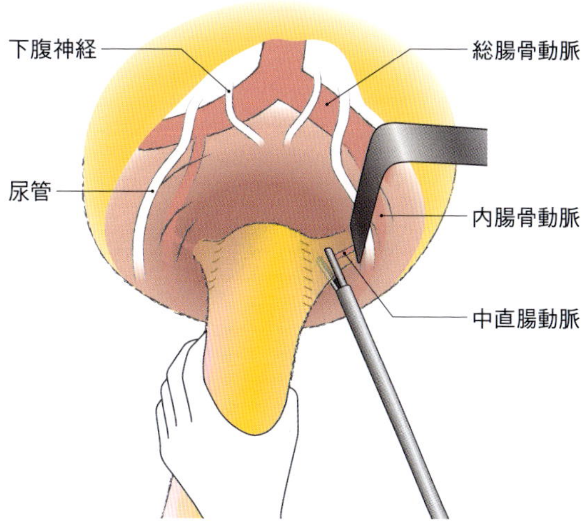

STEP 5 直腸の切断

9 直腸を授動したら，切断・吻合のため，切断する部分で全周にわたって直腸壁を露出する。

前方は直腸壁が見えているが，後壁は腸間膜が付いている側で結合組織が厚い。ここを切り分けて直腸壁を出す。直腸壁は薄く結合組織と区別がつきにくいため,破らないように注意が必要となる。

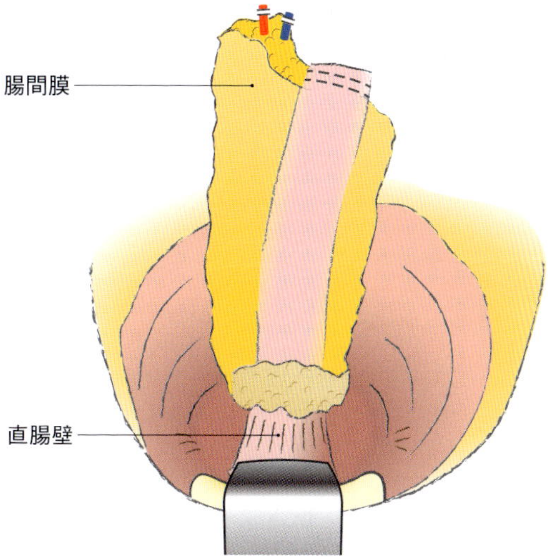

10 全周にわたり直腸壁が見えたら，自動縫合器をかけて切断する。

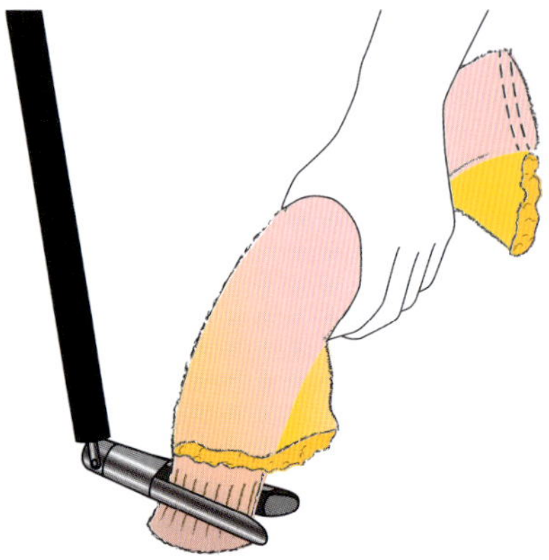

STEP 6 直腸内洗浄，吻合，腹腔内洗浄，閉腹

11 助手が肛門側操作を行う。直腸切断に先立ち肛門から直腸内を洗浄する。

術野では口側断端の結腸に自動吻合器のアンビルを入れ，腸管の吻合口に巾着縫合をかけて閉じる（図）。巾着縫合は器械を使うと容易で時間を短縮できる。

肛門側の助手は直腸内の洗浄が済んだら，肛門から自動吻合器本体を挿入し，シャフトの先端を出す。

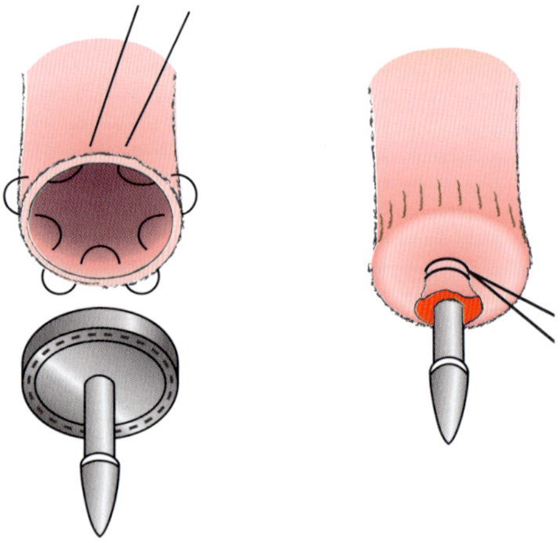

12 アンビルとシャフトの先端を結合して吻合する。

吻合部の血流が悪い，腸管が短く吻合部に緊張がかかるなど吻合に不安がある場合は，吻合した上で一時的に人工肛門を造設することがある。

腹腔内を洗浄し，吻合部周囲にドレーンを挿入して閉腹する。

閉腹後，X 線写真で体内にガーゼなどの遺残がないことを確認する。

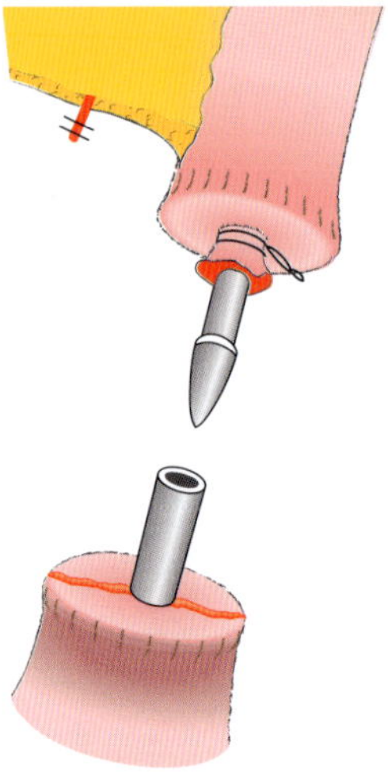

Q&A

Q 直腸内を洗浄するのはなぜ？

A 腸管内のがん細胞を除去するためです。術前に前処置を行っているので通常は腸管内が便で汚れていることはありません。手術の操作でがん細胞が剝げ落ちて，腸管内に散らばります。これらの細胞はほとんど死滅しますが，まれに腸管内転移を起こしたり，吻合の時にがん細胞を縫い込んで吻合部再発の原因になります。

Q 一時的に人工肛門を造設するのはどうして？

A 手術の時に吻合部に緊張がかかるとか，血流が悪い，糖尿病などで傷の治りが悪いなど縫合不全が起きる心配がある場合は，先手を打って人工肛門を造設します。人工肛門によって便が吻合部を通過しないので，吻合部の安静が保たれ，感染を防ぎます。
また吻合部の状態に関係なく，早期に経口摂取が可能になります。縫合不全がないことを確認できれば，数か月以降に人工肛門を除去します。

術後の観察 Point

発熱の有無

- 発熱の原因として，縫合不全，皮下感染，肺炎，尿路感染を疑って観察する。骨盤内操作のため排尿機能が低下しており，尿閉・尿路感染は特に起きやすい。また，高齢の患者では創による腹痛によりしっかりした咳ができず，痰が出せないため肺炎を起こしやすい。

ドレーンからの排液の確認

- 血性ではないか，消化液が混入していないかを観察する。縫合不全の場合は発熱の他，ドレーンの排液に消化液の色（茶色）が見られる。

術後腸閉塞の兆候に注意

- 腹部膨満や腹痛，吐き気・嘔吐がある時，排ガス・排便がない時は腸閉塞を疑い，X 線検査を行う。

COLUMN 「シッパイ」ではなく「ショパン」です…

今はオペ室の BGM は当たり前だが，筆者が外科医になりたての頃はとんでもない話で，手術中は規則正しいモニターの音，ジリジリという電気メスの音，結紮に使ったペアンを戻す音が響くだけだった。

BGM といえば，イギリスの病院でのオペ室の光景を思い出す。国際会議で地元の医師に手術を見学できないかと声をかけたところ，すぐに OK が出て，地方の中核病院を訪ねた。手術エリアのすべてのオペ室に広い前室があり，患者はそこで麻酔をかけオペ室へ運ばれる。看護チームは 1 日中同じ部屋，同じメンバーで次々と手術をしていた。見学したのは 60 代男性の鼠径ヘルニア手術で，胆道手術で有名なベテラン医師が若手に教えていた。若手は左利きだが，矯正させられることなく右利き用の道具を使ってぎこちないがのびのびと手術をしていた。部屋には患者が希望したクイーンのヘビーなロックが響いていた。手術というシリアスな場にありながら，そこには息苦しさがなかった。

BGM が当たり前になる少し前，手術中に流れている曲を聴いて「これってショパンじゃないですか？」と言うと，執刀していた先輩の手が止まり，「なに，どこが失敗だぁ？」「えっ？ 違いますよ，シッパイでなくショパンっていったんです」「なんだ。黙って手術しろ」とたしなめられた。

BGM は患者とスタッフの緊張をほぐすもの。音楽鑑賞は手術の後，別のところで。

5 腹腔鏡下S状結腸切除術

腹腔鏡下S状結腸切除術の概要

腹腔鏡下S状結腸切除術で行うことは腫瘍のある腸管の切除＋リンパ節郭清＋腸管の吻合・再建であり，開腹手術と全く変わらない。血管の切断部位，腸管と腸間膜の切除範囲，吻合の部位と方法も同じことを行っている。

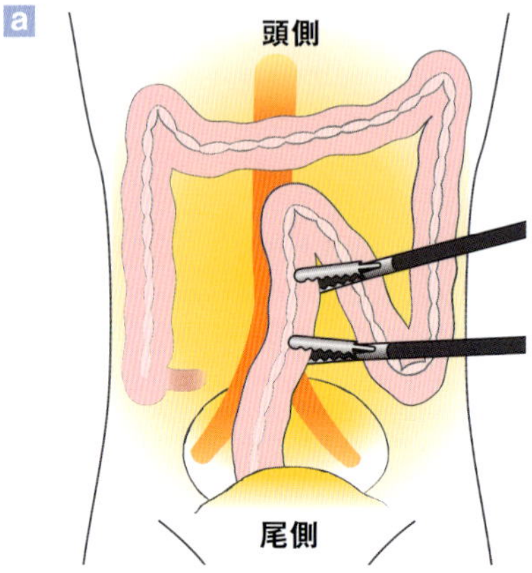

▲開腹手術時の視野

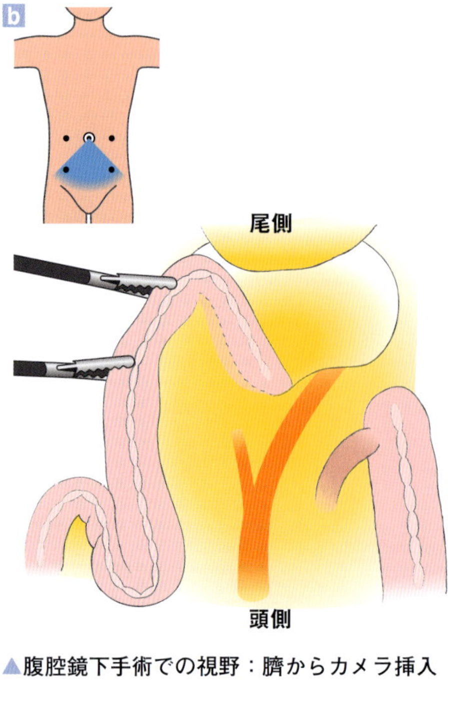

▲腹腔鏡下手術での視野：臍からカメラ挿入

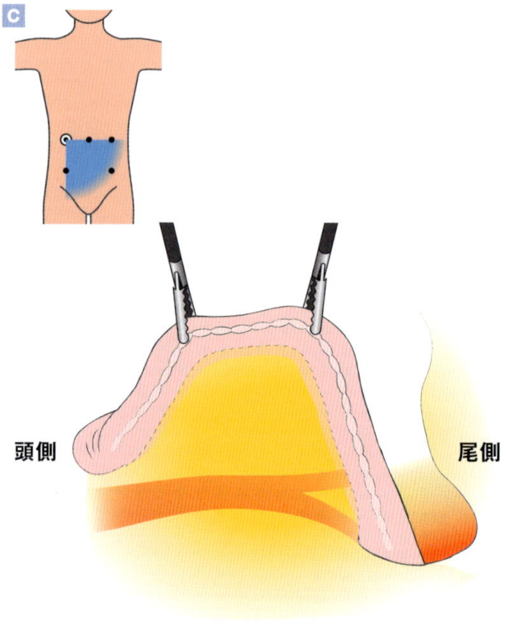

▲腹腔鏡下手術での視野：右側腹部からカメラ挿入

腹腔鏡下Ｓ状結腸切除術の要点

行うことが同じといっても，術中，臓器の見え方が全く違うのと，使用する器械が異なることから手術の方法には大きな差がある。開腹手術の器械出しに慣れていても，腹腔鏡下手術の器械出しには戸惑うかもしれない。一番のポイントは，**「今，どこを見ているのか」を理解できるようになることである。**

開腹手術ではいつも，広範囲に全体を見下ろす視野で手術が進む（図-a）。腹腔鏡下手術では，カメラの挿入位置によって見えるモニターの画面ががらりと変わる。臍からカメラを入れると画面の上が尾側（足側）で下が頭側になる。開腹手術で見る視野に似ていて，手元の左右と画面の左右が一致する（図-b）。右側腹部からカメラを入れると 90 度見え方が変わり，画面の左が体の頭側，右が尾側となり，Ｓ状結腸，直腸を右横から見る視野になる（図-c）。術者は手元の左右と画面の左右が一致しているが，患者の左側に立っている第一助手は，手元の左右と画面の左右が逆になり，遠近も逆になり，鉗子の操作が難しい。

画面には一部分が拡大されて映るため，「今，どこを見ているか」を見失うと迷子になる。

一方で，カメラの先端部分からの見え方なので，開腹では決して得られなかった角度から今まで見えなかったものが見え，興味深い。まるで体の中に入りこんで覗いているかのように，血管や神経の一本一本が拡大され，間近に見えてくる。

開腹手術では執刀医にしか見えなかった骨盤内操作も，その場の全員で共有できる。手技・操作の確認や上手・下手，次に何をしようとしているかもよく見えてくる。次の一手を読んで準備しよう。

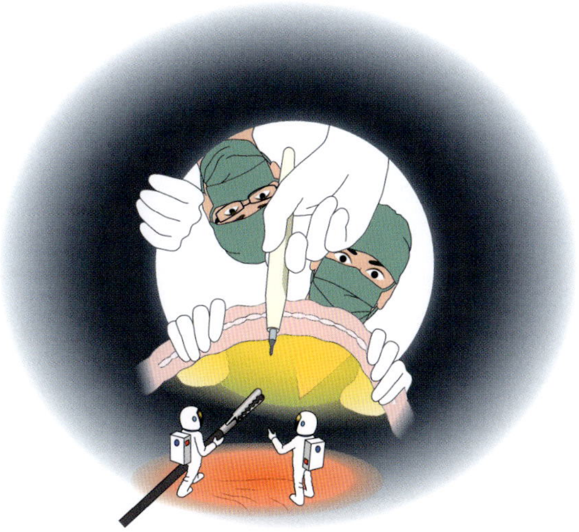

腹腔鏡下S状結腸切除術の基本

体位

截石位。術中ヘッドダウンやローテーションをかけるので，体の固定をしっかり行う。手術中の体温低下に注意する〔→ p.51〕。

麻酔

- 全身麻酔

手術に要する時間

- 4時間程度

手術適応

- 左結腸の悪性腫瘍（下行結腸がん，S状結腸がん，直腸がん）
- 左半結腸切除は腹腔鏡下手術が標準術式となりつつある。腹部手術歴があり腹腔鏡下手術ができない場合などに開腹手術を行う。

使用する主な器械

- 開腹セット〔→ p.25〕
- 自動吻合器（EEA™ ステープラー，①）
- 結紮用クリップ（ヘモロック®，②）
- 超音波凝固メス（ハーモニック®）
- 自動縫合器
- 把持鉗子（なみなみ鉗子，③）
- ケリー鉗子（④）
- メッツェンバウム剪刀（⑤）
- 把持鉗子（くちばし鉗子，⑥）
- ラッププロテクター

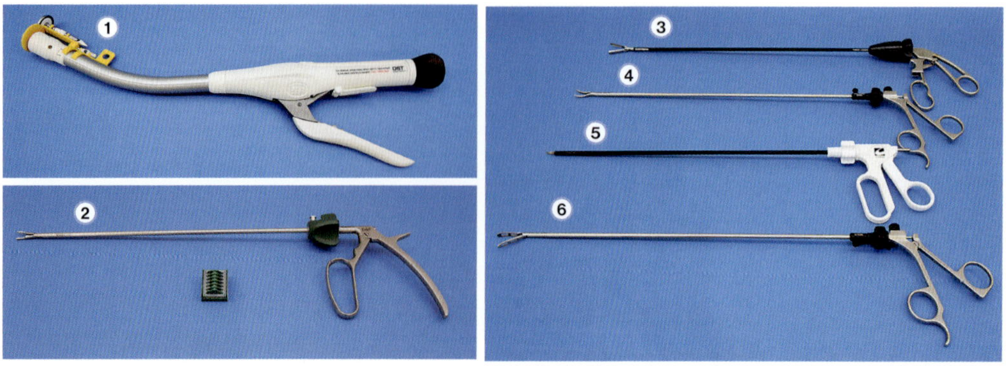

▲腹腔鏡下S状結腸切除術で使用する主な器械

腹腔鏡下S状結腸切除術の手順

STEP 1 皮膚切開，カメラ・トロッカーの挿入

1 患者は截石位。

術者は患者の右側に立つ。図のように臍部に 10 mm のトロッカーを 1 本，右腹部に 10 mm，左腹部に 5 mm のトロッカーを 2 本ずつ挿入する。

臍部からカメラを入れ，トロッカーが正しく挿入されていることを確認したら気腹を開始する。

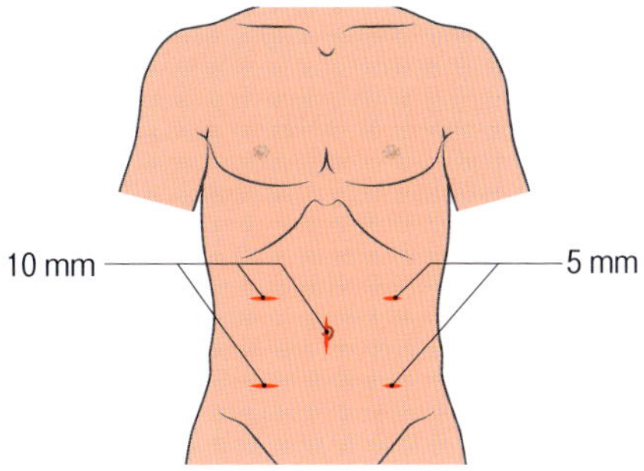

Q&A

Q なぜヘッドダウンをかけるの？

A 水平の状態では骨盤が最も低い位置になるので，ここに小腸が入り込んでいて直腸が見えないからです。頭側を下げると，小腸が上腹部へ移動し骨盤内がよく見えるようになります。

2 臍部から入れたカメラで骨盤を見下ろした視野（図-a）。画面の左が体の左，画面の上が骨盤底，小腸に埋もれるようにS状結腸，直腸が見える。右から入れたカメラで見ると側面からの視野（図-b）となり，画面左が頭側になる。女性では直腸と膀胱の間に子宮がある。

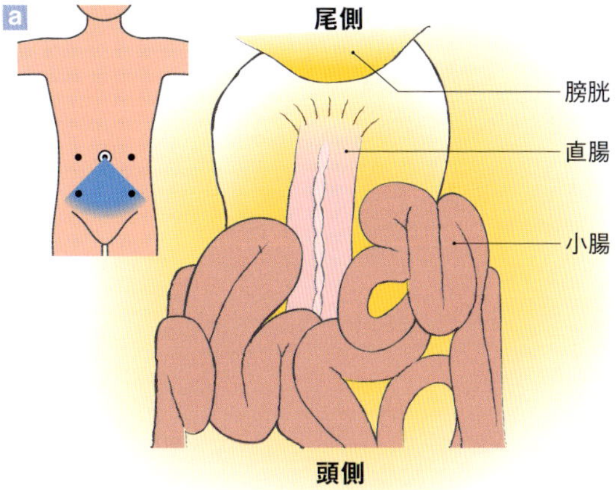

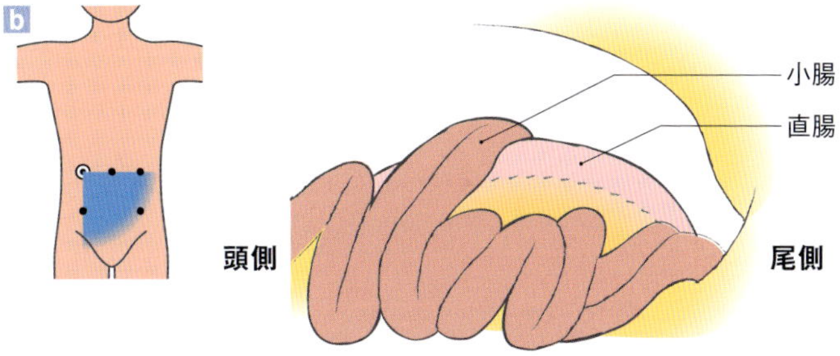

STEP 2 下腸間膜動脈の露出・切断

3 水平位のままでは小腸が骨盤に落ち込んでいて結腸が見えない。

体位をヘッドダウンにして小腸を押しのけると，S状結腸，骨盤，直腸が確認できる。

S状結腸は癒着し屈曲していることが多い。癒着を剝がし，S状結腸を自然な位置関係に戻しておく。

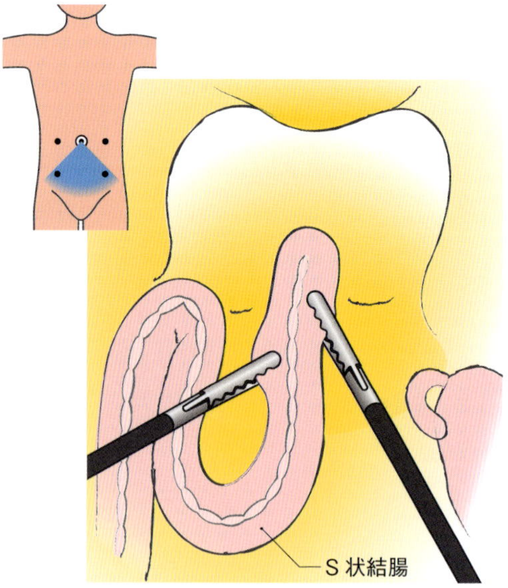

4 S状結腸間膜を伸ばすと下腸間膜動脈，左結腸動脈，S状結腸動脈の走行が盛り上がりとして確認できる。

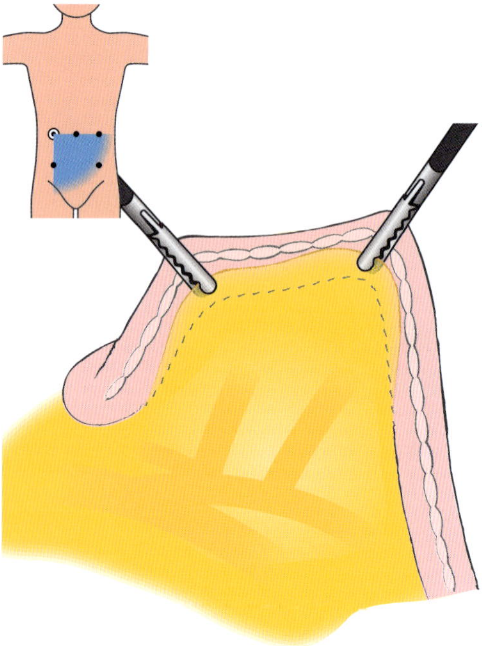

5 S状結腸間膜の右側の漿膜を切開し，鈍的に剝離を進めていく。下腸間膜動脈が上に持ち上がり，下に腹部大動脈，総腸骨動脈が見えてくる（図）。

これらの間をさらに奥へ剝離をしていくと，尿管が脂肪の中に見えてくる。剝離を進めるとS状結腸間膜の左側の漿膜に達する。

この角度からの視野は，開腹手術では見ることがなく，腹腔鏡下手術らしいところになる。

視野を作るのは4本の鉗子による腹腔内でのわずかなけん引なので，広く剝離して大きく展開することができない。狭い範囲でカメラを近づけて拡大視し，丁寧に剝離をしていく。

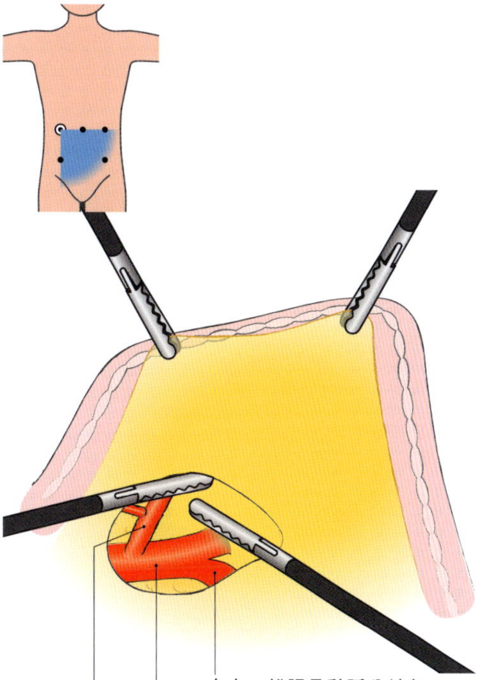

6 下腸間膜動脈の根部から左結腸動脈の分岐部まで，血管だけ残して周囲の脂肪組織ごとリンパ節郭清を行う。

左結腸動脈を残してその末梢で下腸間膜動脈をクリッピングして切断する（図）。動脈から少し離れて下腸間膜静脈があり，これもクリッピングして切断する。

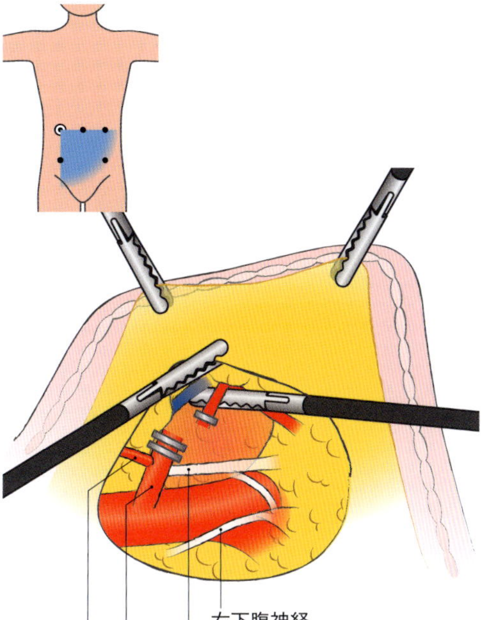

STEP 3 直腸の露出・切断

7 S状結腸間膜の右側の漿膜に開けた切開を直腸切断予定部まで伸ばしていく。

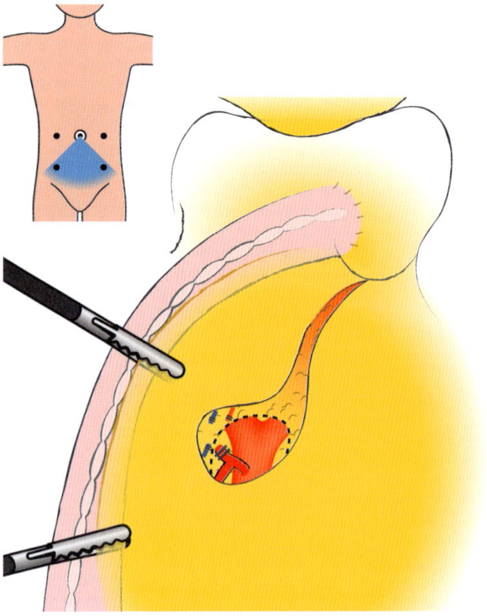

8 S状結腸を右にひっくり返し，腸間膜の左側の漿膜を切開すると，**5**で行った右側から剥離した層とつながる。ここからさらに漿膜切開を肛門側へ伸ばし，直腸切断予定部まで漿膜を切開すると，**7**で右側から開けた部分とつながる。腸間膜に大きな窓があいたようになり，S状結腸がブラブラと自由に動くようになる。

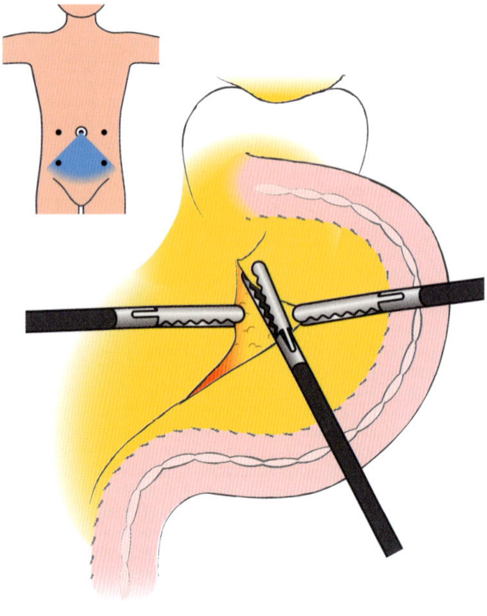

9 左右の漿膜切開線に合わせて骨盤仙骨前面から直腸を剝離していく。

切断部分の直腸壁を露出する。直腸の筋層は薄くわかりにくいため，周辺の脂肪をはずす際に損傷しないように気を付ける。

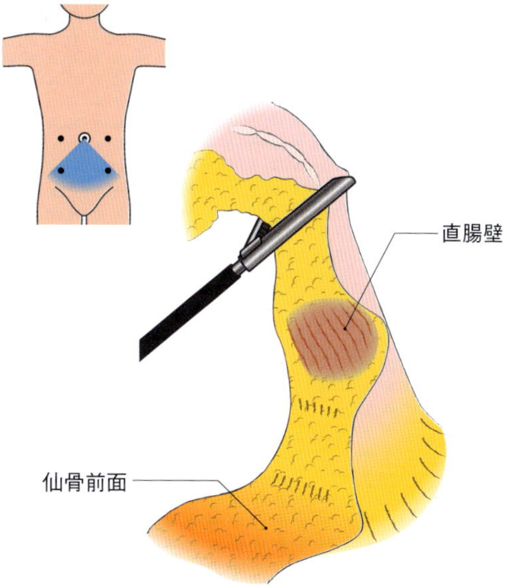

10 直腸を自動縫合器で切断する。

切断に先立ち，助手の１人が肛門からネラトンカテーテルを挿入し，直腸内を洗浄する。

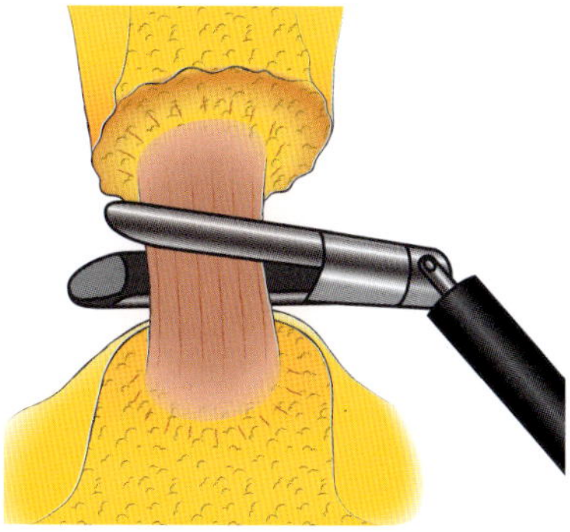

11 ここで開腹操作に移る。いったん気腹を解除し，臍の創を５cmに広げ，ラッププロテクターを挿入する。ここから先ほど切断した直腸断端を体の外に引き出す。

この後の体外操作は，開腹手術と同様になる。口側の切断予定部に合わせて腸間膜を処理する。

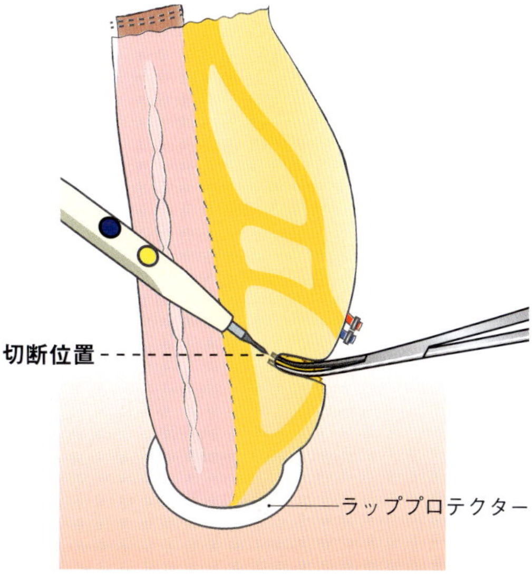

12 腸管を切断したのちは，開腹手術と同様に自動吻合器の先端部分を挿入する〔→ p.56〕。腸管を腹腔内に戻し，再度気腹する。

Q&A

Q 腹腔鏡下手術なのになぜ開腹するの？

A 切除した腸管を取り出すための小切開は腹腔鏡手術でも必要です。臍の小切開孔を活用します。体の外でできる操作は，ここから引き出して行った方が安全でスムーズです。

STEP 4 吻合・閉創

13 肛門から挿入した自動吻合器本体と腸管断端部に挿入した先端部分を装着し，吻合する。

口側は腸管のねじれがないことを確認する。

腸管が骨盤底まで届かない時は，下行結腸を脾臓彎曲まで腹壁から剝離し，授動する。

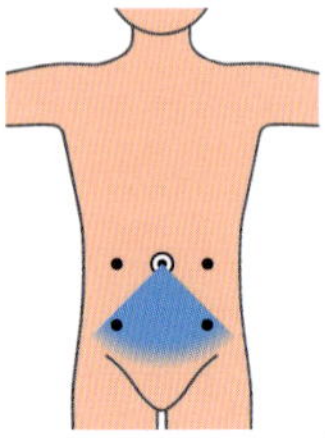

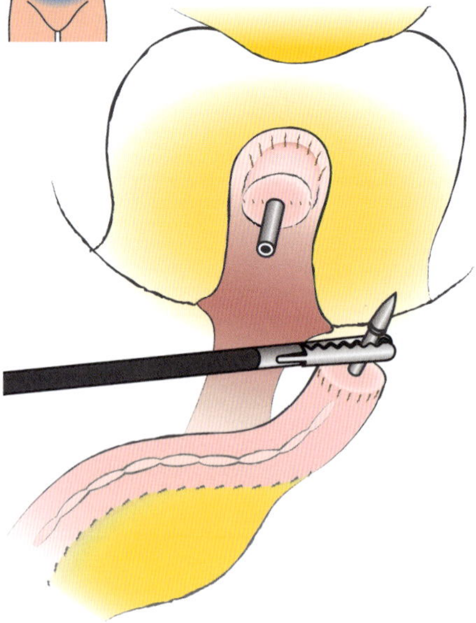

14 腹腔内の洗浄を行い，骨盤底吻合部近辺にドレーンを挿入して閉創する。体内にガーゼなどの遺残がないことをガーゼカウントとX線写真で確認する。

Q&A

Q 自動吻合器の先端は，必ずシャフト側（吻合器本体）が穴，アンビル側が尖った槍型になっているの？ 胃の手術〔→ p.36〕では逆のようだけれど…。

A よく気が付きましたね。どちらが槍形でどちらが穴になっているかは，製品によって異なります。病院によって，あるいは術者によっても使い慣れた器械が決まっています。手術の時には器械の使い方を確認し，間違えずに出すようにしましょう。

術後の観察 Point

発熱の有無

- 発熱の原因として，縫合不全，皮下感染，肺炎，尿路感染を疑って観察する。骨盤内操作のため排尿機能が低下しており，尿閉・尿路感染は特に起きやすい。また，高齢の患者では創による腹痛によりしっかりした咳ができず，痰が出せないため肺炎を起こしやすい。

ドレーンからの排液の確認

- 血性ではないか，消化液が混入していないかを観察する。縫合不全の場合は発熱の他，ドレーンの排液に消化液の色(茶色)が見られる。

術後腸閉塞の兆候に注意

- 腹部膨満や腹痛，吐き気・嘔吐がある時，排ガス・排便がない時は腸閉塞を疑い，X 線検査を行う。

COLUMN 手術の前も，手術の後も。

今は手術前日の入院が普通で，直前の検査，前処置，病棟看護師によるオリエンテーション，オペ室の看護師のオリエンテーションとあわただしい。患者も看護師も大忙しだ。オペ室看護は手術の前から始まっている。

以前は子宮筋腫の手術や整形の切断，腎臓摘出術などもすべて外科で行っていたが，婦人科，整形外科，泌尿器科と各科の態勢が整うにつれて守備範囲は狭くなり，自分のレパートリーは減ってしまった。その点，何でもこなすオペ室の看護の力にはいつも感心させられる。

患者から聞いた話を 1 つ。下肢の切断手術を受けた後，何もする気がなくなり，ベッドに横になったまま時々カーテンを開け，窓から空を見上げているのが日課になっていた。

術後 2 週間目，患者訪問したオペ室の看護師が突然カーテンを開け，ぐいぐいとベッドのギャッジアップを始めた。硬縮した腰やあちこちに痛みを感じ，「やめてくれ，何でこんなことをするんだ」とわめいたが，次に涙が止まらなくなった。

この窓は，寝たままでは空しか見えない。しかしベッドが上がるにつれて，満開の桜が目の前に広がっていった。窓の外，季節は春だった。

翌日からリハビリが進み，その患者は歩いて退院していった。オペ室看護は手術の後も続いている。

6 肝臓切除術

肝臓切除術の概要

肝臓の構造

肝臓は肝細胞でできた充実性の臓器である。その中を動脈，静脈，門脈，胆管の４種類の脈管が細かく枝分かれして，肝臓のすみずみまで走っている。このうち動脈，門脈，胆管の３本

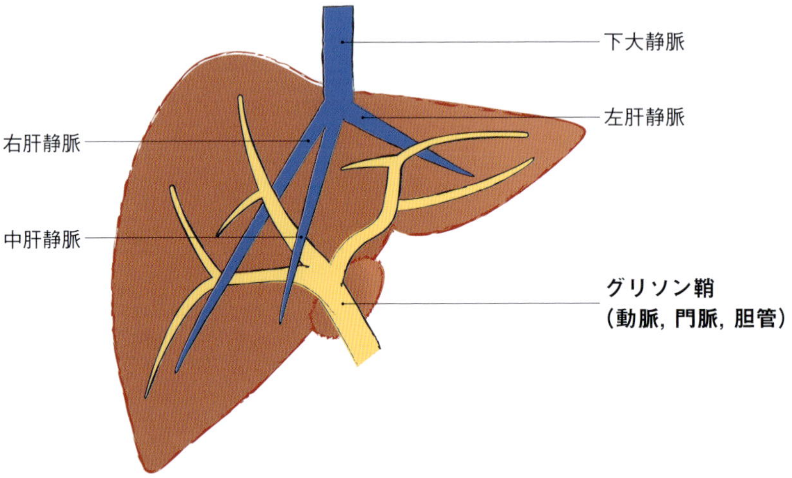

▲肝臓の血管の走行

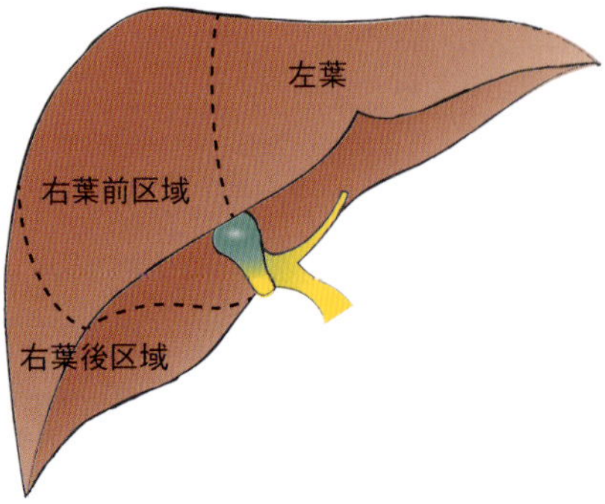

▲肝臓の区域

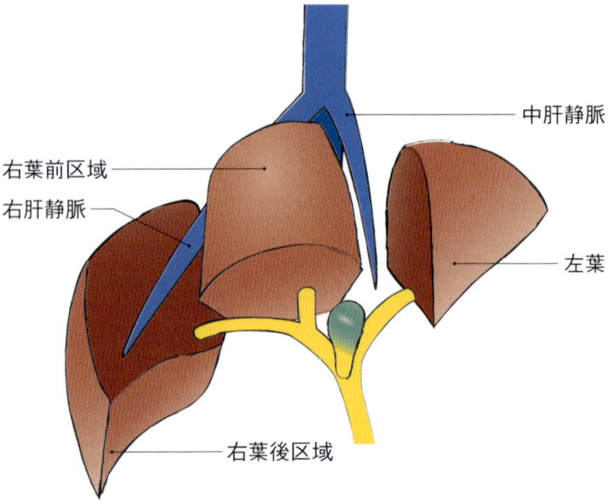

▲区域を境界する静脈

はグリソン鞘と呼ばれる束になって並走している。静脈は全く別の走り方をしており，最後は下大静脈に流れ込む。肝臓の切除では，この無数にある大小の脈管を確実に処理して出血をコントロールすることが鍵になる。

肝臓の体積は，右葉後区域，右葉前区域，左葉でほぼ3等分となる。中肝静脈は左葉と右葉の境界，右肝静脈は肝右葉の前区域と後区域の境界となり，いずれも肝切除では大事な目印となる。

肝臓の働きは人工的に代替できないため，生きていくために必要な体積の肝臓と，その部分の血流を保つための脈管を残す。それ以上の切除をする時は肝移植が必要になる。

肝臓切除術の要点――出血との戦い

肝臓切除術は，1）肝血流の遮断，2）肝実質の切除の2つが要点となり，常に出血との戦いとなる。

1）肝血流の遮断

肝臓切除時の出血を減らすため，肝動脈と門脈をクランプして肝臓への血流を止める。**血流遮断は肝臓にとってダメージとなり，長時間になれば肝臓は壊死する。**また門脈を遮断すると消化管や脾臓の静脈はうっ血し，長時間になれば腸管壊死，腸間膜静脈内血栓をきたす。これらを防ぐために，15分間の血流遮断と5分間の解除を繰り返す。

血流遮断の方法はいくつかある。

- 肝十二指腸間膜をまとめてクランプする方法(図-a)。

前準備が必要ないので，早く，容易である。総胆管，門脈本幹，左右の肝動脈が走っている肝十二指腸間膜を一括してクランプする。門脈本幹，左右肝動脈のすべてを遮断するため長時間の遮断はできない。またおおざっぱな遮断なので，思うほど止血できず，多少出血する。

a

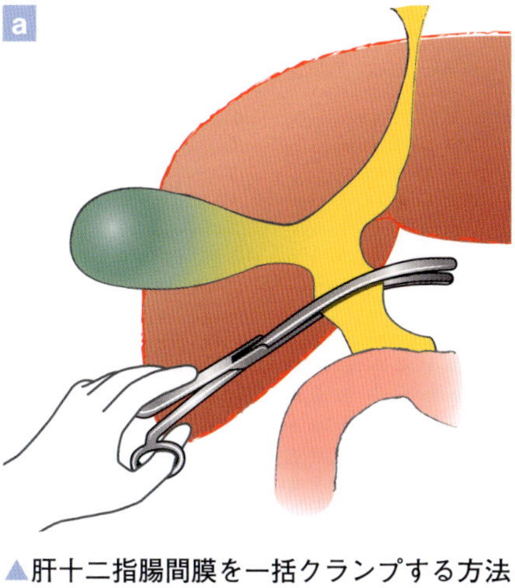

▲肝十二指腸間膜を一括クランプする方法

• 肝門部で左右のグリソン鞘にテープをかけ，切除部分を含む片方だけの血流を遮断する方法（図-b）。

非切除側の肝臓は血流が保たれており，門脈も流れている。左右のグリソン鞘の分岐部が肝臓実質の中に埋もれているため，テーピング操作で肝臓からの出血を起こすことがある。

• 動脈，門脈を別々に露出し，左右の枝にテープをかける方法（図-c，d）。

狙った区域だけに確実な止血が得られる。血管を出すまでの操作に手間取るが，肝門部のリンパ節郭清を行う手術では必要な操作になる。

区域切除・片葉切除の場合は，切除範囲に合わせてテーピングした脈管を結紮・切断する。

b

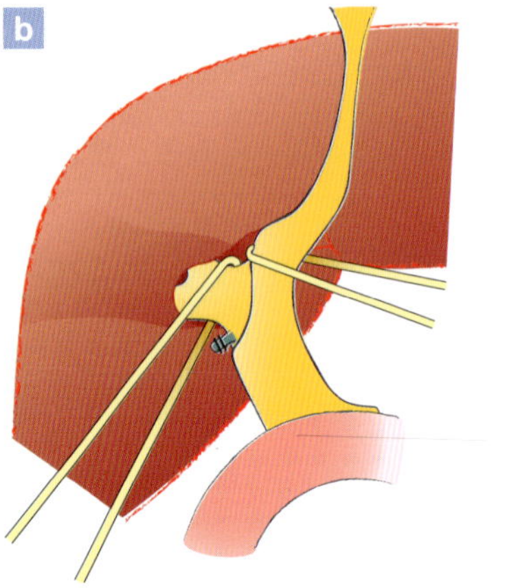

▲グリソン鞘にテープをかけ片側のみ遮断する方法

c

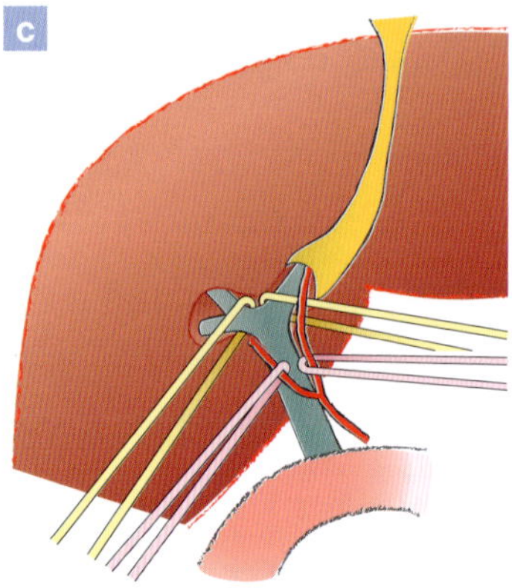

▲動脈，門脈を出して別々に遮断する方法

d

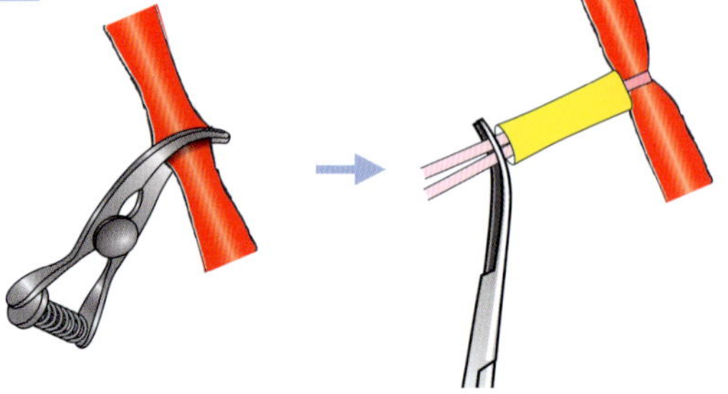

脈管をブルドック鉗子で直接遮断する

血管を傷めないようにテープで締める

▲脈管の遮断

2）肝実質の切除

肝臓切除の範囲によって左葉切除，右葉切除，区域切除，部分切除などの術式がある。

切断したグリソン鞘の領域は血流がなくなり，みるみるうちに変色する。虚血により壊死するので，その領域も切除範囲になる。

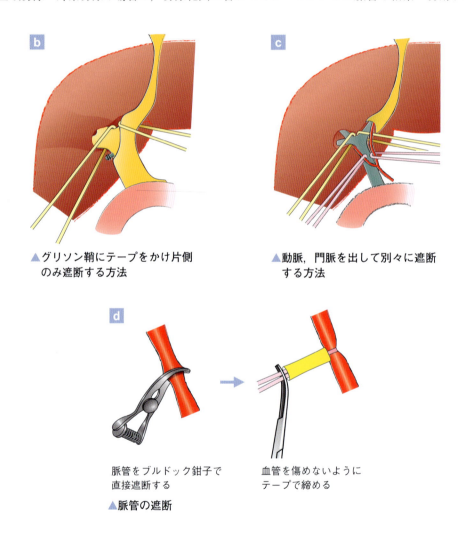

肝臓切除術の基本

体位

- 仰臥位。多量の出血が予想されるので，血圧モニターのためのAラインと輸血のルートを確保する目的で両上肢を開く。

麻酔

- 全身麻酔＋硬膜外麻酔

手術に要する時間

- 3～4時間

手術適応

- 原発性肝臓がん，転移性肝腫瘍，肝臓に浸潤した胆嚢がんなど

使用する主な器械

- 開腹セット〔→ p.25〕
- ネラトンターニケット（①）
- ブルドック鉗子（曲，②）
- 血管クランプ用テトロンテープ（血流遮断に使用。動脈，門脈，胆管などの区別がしやすいよう色分けがされている，③）
- サテンスキー血管鉗子（④）

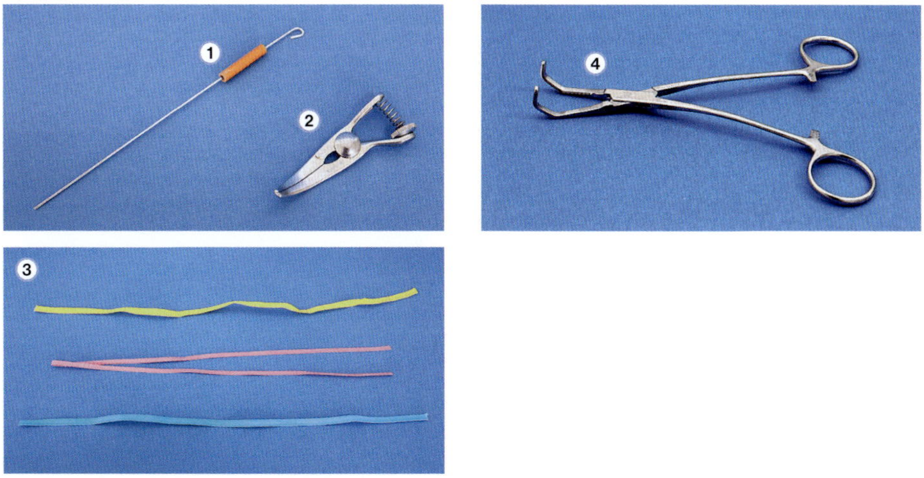

▲肝臓切除術で使用する主な器械

肝臓切除術の手順

STEP 1 皮膚切開と肝臓の授動

1 肝臓切除術の術野のポイントは，脈管操作のために肝門部が見えることと，切除部位が手中に入ることである。切除部位が左の場合は山型切開（図-a），右の場合は逆L字切開（図-b）などが用いられる。

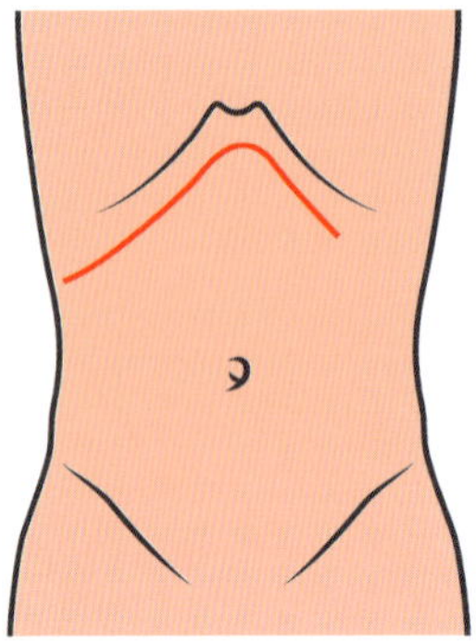

a ▲山型切開

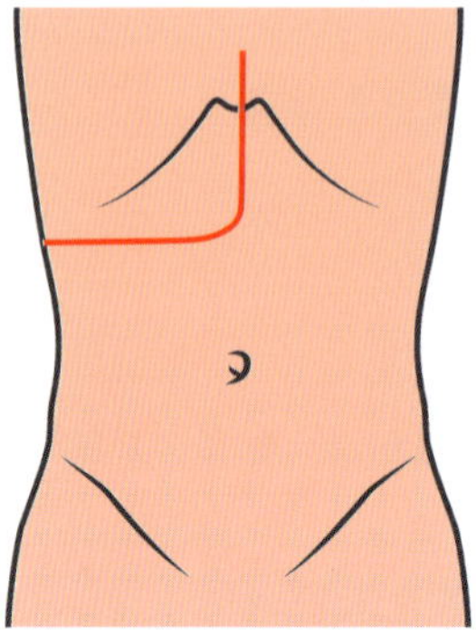

b ▲逆L字切開

2 肝臓を授動する。肝臓は腹側では固定されておらず，ブラブラしているが，背中側で横隔膜や後腹膜に固定されている。ケリーで誘導して固定部の漿膜を電気メスで切開し，肝臓を授動する。肝臓や横隔膜からの出血は，止血がやっかいで出血量が多くなり，視野が悪くなるので気を付ける。

Q&A

Q 肝臓の手術で特に出血に気を遣うのはなぜ？ 止血の方法は？

A 人間の体はどこを切っても出血しそうですが，実はそんなことはありません。血管を切らなければ出血はしないことが，手術をしているとわかります。ところが肝臓は，枝分かれして細くなった血管（門脈，動脈，静脈）の塊で，どこを切ってもそれらの血管が無数に切れて切断面からじわーっと出血します。これらの細い血管は1本1本処理はできないため，圧迫，止血剤散布などをしながら自然止血を待ちます。一方，目視できる太い血管は出血量も多いですが，止血のための血管処置が可能であり，確実に止血します。

STEP 2 胆嚢の摘出

3 肝門部の血管処理のために胆嚢の摘出を行う。方法は腹腔鏡下胆嚢摘出術〔→ p.15〕と同じだが，開腹手術では胆嚢底部から行うことが多い。

胆嚢の漿膜を切開し，ケリーで誘導しながら胆嚢漿膜筋層を肝付着部に沿って電気メスで切開する（図-a）。さらに肝床部の癒着をはずす（図-b）。

a

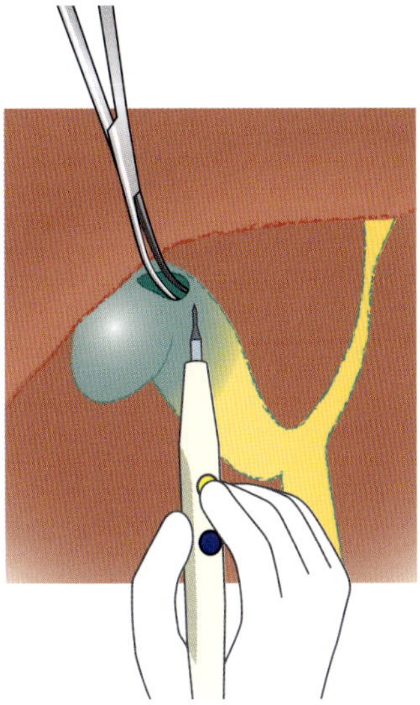

b

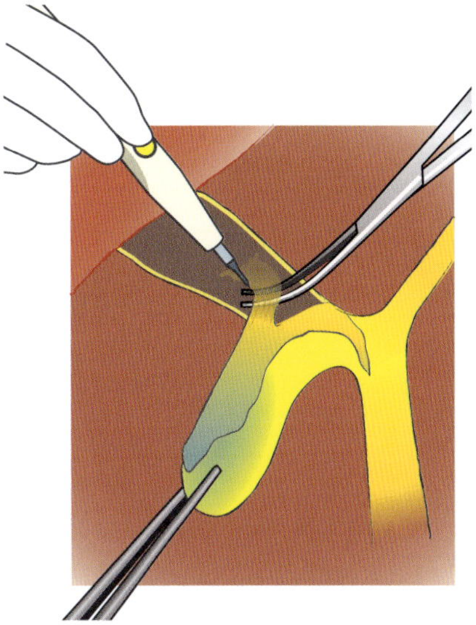

4 残った胆嚢管と胆嚢動脈をそれぞれ結紮・切断する。この時，肝臓の硬さや出血傾向の有無など，次の肝切除に向けての観察をする。

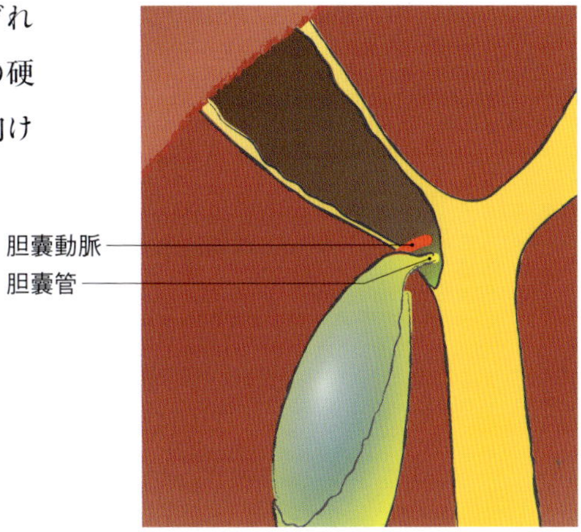

Q&A

Q なぜ胆嚢を切除する必要があるの？

A 肝臓を切除した後の胆嚢は機能せず，残すと胆嚢炎の原因になるからです。

STEP 3 肝門部の血管の露出

5 肝十二指腸間膜の漿膜を開ける。切断した胆嚢管のつながりで総胆管が出てくる。その近くに拍動する肝動脈がある。これらを剥離していく。

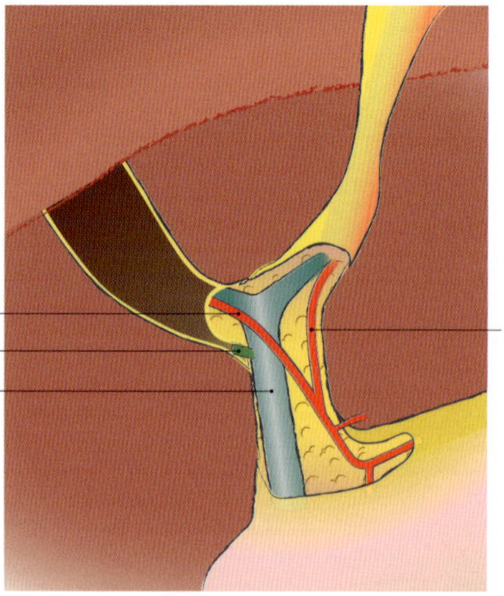

6 動脈，胆管にテープをかけて引っ張ると，その奥に門脈が見える（図）。

門脈にもテープをかけて，いつでも血行遮断ができるよう準備をしておく。

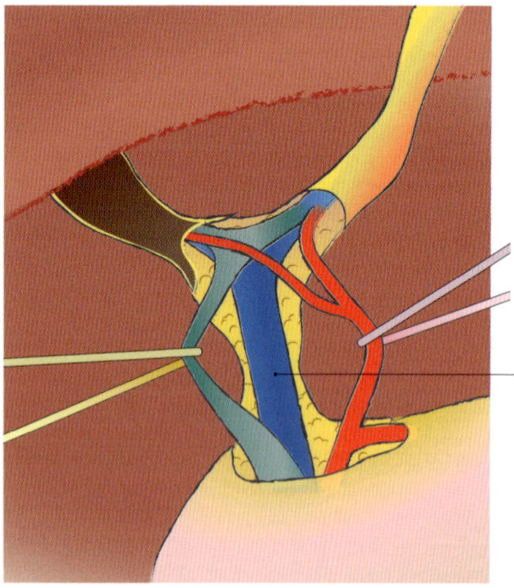

STEP 4 肝臓の切除

7 術中エコーを行う。腫瘍の位置，大きさを確認し，切除範囲を決める。また近接する静脈とグリソン鞘の走行を確認しておく。

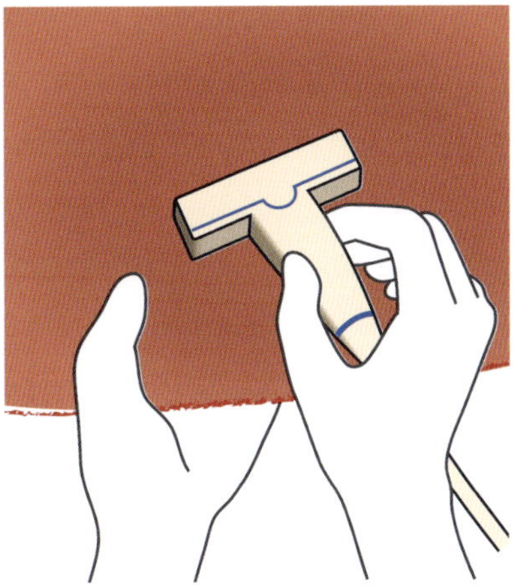

8 エコーで確定した切除線を電気メスでマーキングする。

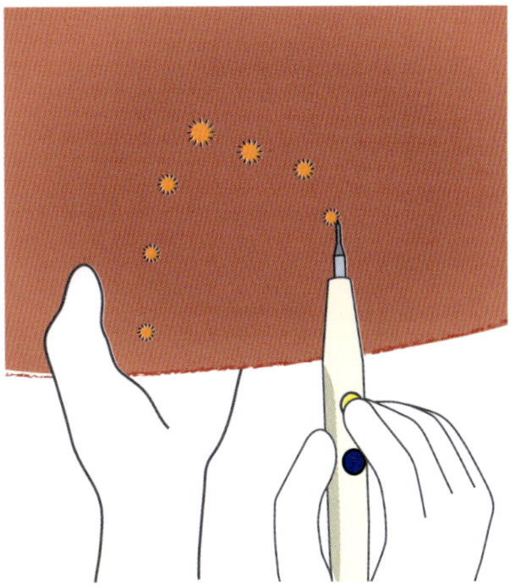

9 エコーで確認した腫瘍の位置や大きさを思い浮かべながら，マーキングに沿って肝漿膜を電気メスで切開する。肝臓の表面から深さ 5 mm 程度までにある細い血管は電気メスで止血可能なため，よく焼きながら切開する。

それ以上深い所には，肉眼で確認できないが，肝実質の中に埋もれた太い血管がある。これらは電気メスでは止血できない。

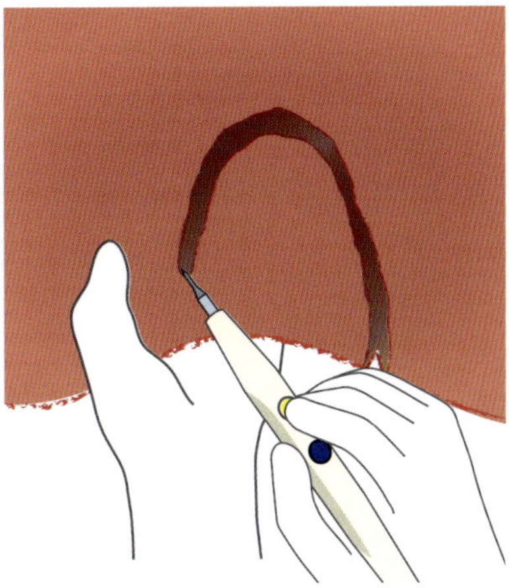

STEP 5 肝臓切除（脈管の処理）

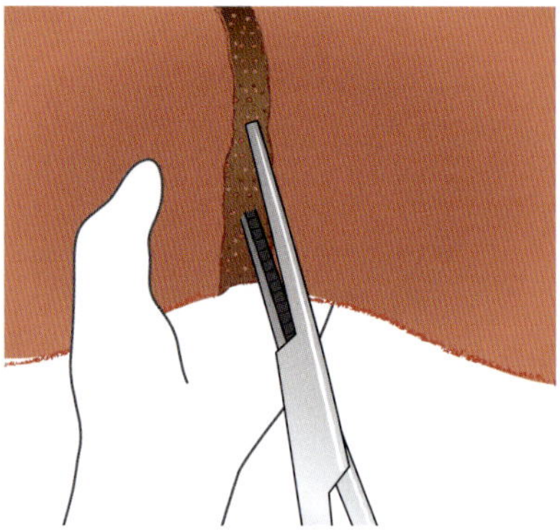

10 いよいよ肝臓切除の操作に入る。

ここから先は，血流遮断という時間の制約がある。出血量は所要時間と比例することから，時間との競争になる。血流遮断中は，外回りの看護師がタイムキーパーとして「5分，10分，11分，12分…15分」と経過時間を読み上げる。

肝臓切除の方法は腸管切除とは全く違う。術者は肝臓を左手でつかみ出血と視野を調整しながら，ペアンで肝臓を少しずつつぶしていく（図）。この時，ちょうどよい力加減で行うと肝臓実質だけが崩れて脈管は切れずに残る。それを着実に処理していく。

ペアンで挟んだ途端に肝臓からはにじみ出るように出血が起きる。脈管はいったん切れると肝実質内に引っこんで見えないまま吹き出るように出血する。助手は吸引管でこれらの出血を吸引し，視野を確保する。

血流遮断を解除すると断端から湧き出るように出血が始まる。断端を閉じ合わせて圧迫止血し，次の血流遮断までの時間が来るのを待つ。

1回の肝切除で数十回の脈管処理があり，また次にどの種類の脈管が出てくるかわからない。脈管は，その太さと種類によって処理の方法や要求する物品が決まっている。器械出しの看護師が，今何をしていて次に何を出すかを，指示がなくてもわかっているとスムーズに進む。

出血し続ける術野を見ている執刀医はピリピリしていて，待たされるのを我慢できず，声も荒立ってくることがある。てきぱきとした操作とチームワークで執刀医を落ち着かせることが重要だ。

脈管の処理▶細い索状物

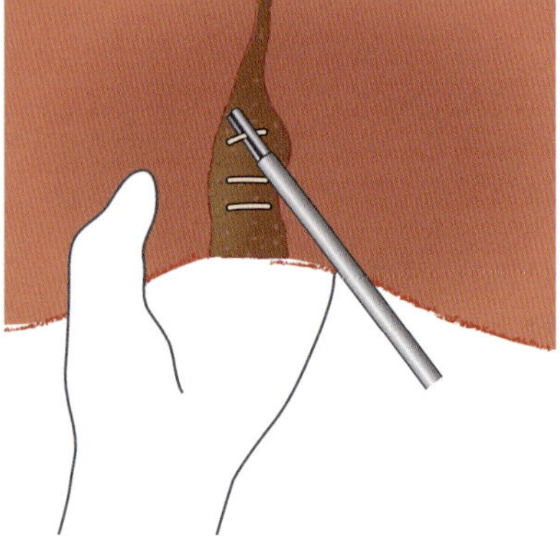

ペアンで圧挫した後で残った脈管のうち，髪の毛ほどの細い索状物は，超音波凝固メスで切断する。その処理数は50～100本程度になる。

脈管の処理▶グリソン鞘

切除が進むと，だんだん深くなる谷底での操作となる。グリソン鞘はしっかりとした白い脈管として出てくる。動脈とともに胆管が入っており，きちんと処理をしないと胆汁が漏れる。

残る側は切断する前に糸を回して結紮する（図-a）。切除する側にペアンをかけて超音波凝固メスで切断し，切除側も結紮する（図-b）。30〜40 本程度の処理が必要となる。

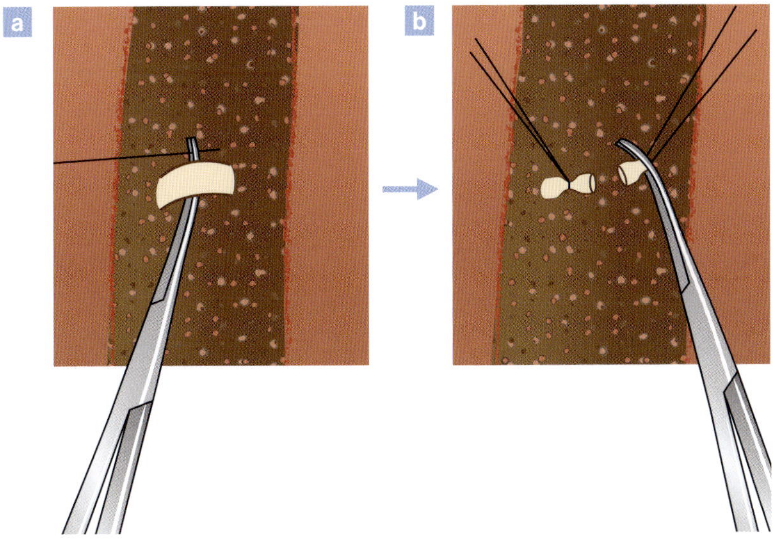

脈管の処理▶肝静脈

静脈が出てきたら両側をケリーで把持し，メッツェンで切断する。残る側は針付タイクロンで貫通結紮する。切除側も必ず結紮する。

肝静脈は太くて壁が薄く，容易に裂けたり穴が開いたりして出血が起きる。切断すると実質内に引っ込み，止血が難しい。また肝静脈は血流遮断されておらず，下大静脈に直結しているので，大量出血を引き起こす。脈管の中では一番注意を必要とする。10〜20 本処理する。

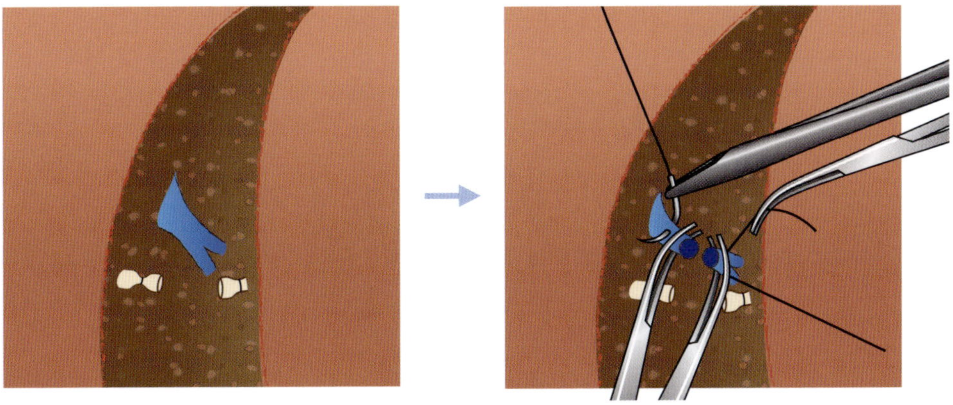

11 術中に時々エコーを当て，腫瘍の位置と切除線がずれていないことを確認しながら，同じ操作を繰り返していく。

切除部分は脈管を切るごとに血流が落ち，赤黒色に変色していく。血流遮断を 4，5 回行うと切除が完了する。最後の脈管を切断すると，切除部分が塊として摘出される。

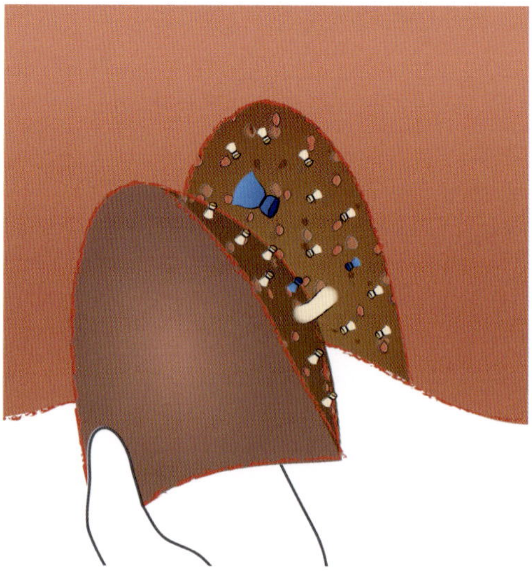

12 切除後は止血の確認をする。

肝実質内に引っ込んでいる血管は，針付タイクロンで血管のある実質に Z 縫合〔→ p.33 の Q&A〕をかけて止血する。

胆汁の漏れの有無を確認する。胆汁の漏れは肉眼で確認できるほどの勢いはない。肝断端にガーゼを当てた時にガーゼに黄色いシミが付くので，血管と同じように胆管の結紮を行う。

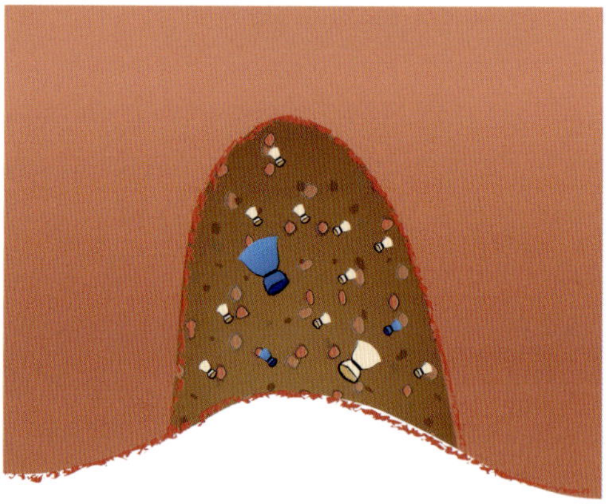

STEP 6 閉創

13 腹腔内の洗浄の後，肝切断面にドレーンを入れて手術を終了する。

閉腹後 X 線撮影を行い，体内にガーゼなどの遺残がないことを確認する。

術後の観察 Point

肝臓からの出血

- 肝臓からの出血がないかは最も重要なポイントである。ドレーンからの時間当たりの出血量を見る。1時間に 200 mL を超える出血があったり，急に出血量が多くなったら，止血のための再手術を検討する。ドレーンが詰まったり位置がずれている場合は，出血していてもドレーンに流出しないことがある。血圧の低下，頻脈などのバイタルサインの変化も見逃さないこと。出血の兆候があれば血液検査を行う。

肝切断面からの胆汁漏れ

- ドレーンに胆汁の黄色が混じる。肝断端からの胆汁漏れは，本来の十二指腸への流出がスムーズであれば自然に止まる。漏れが長期化し，胆汁が腹腔内に貯留している場合はドレーンを留置して，原因の検索を行う。

肝不全の兆候

- 黄疸や意識障害の有無を確認する。

COLUMN　1つの手術，1つの人生

肝臓切除術も，最近は輸血をしないことが多くなった。

肝臓内の血管の立体的走行が正確にわかるようになったのは CT やエコーができてからのことで，それ以前の教科書は肝静脈とグリソン右葉後区域枝の前後関係が逆だったりした。その状態で肝臓に切り込むのだが，肝がんを発生した肝臓は必ず肝硬変をともなっていて凝固異常があり，出血は避けられなかった。肝臓手術の術前準備には大量の輸血が必要だった。

Rh マイナス患者の肝臓手術の時には新聞で募集をかけ，たくさんの献血ボランティアが来てくれて，ようやく術前準備が整ったこともあった。

大出血する手術となれば，患者にとって必要な術前準備は，身辺整理のための外泊だった。外泊から戻った患者に「どうでした？」と聞くと，「宝物の数千枚のレコードをいる，いらないと分けていったら何も残らなかった，大事なのは家族だけだとわかりました」と涙ながらに話してくれた。

準備した血液を使い果たして手術は終わった。術後におきまりの肝性脳症とせん妄が出現した。毎晩ベッドの上に立ち上がり，何やら大声でわめき続けていた。長崎弁だ，と九州出身の看護師が気付き，どうやら原爆の落ちた直後の街を見ているようだと教えてくれた。被爆し運良く生き残ったが，その後の治療で肝炎になったことが肝がんにつながっていた。

数日後，暴れたことも，昔の苦労もなかったような穏やかな表情に戻った。1つの手術には1つの人生があると，いつも思う。

7 膵頭十二指腸切除術

膵頭十二指腸切除術の概要

膵頭十二指腸切除術は，膵臓（pancreas）のＰと十二指腸（duodenum）のＤをとってPD手術と呼ばれる。切除範囲は膵頭部（膵臓の右側半分）と十二指腸だけでなく，胃の半分，胆嚢と総胆管が含まれ，消化管の手術のすべての要素を含む総合的な力量が求められる。

また手術の合併症が多く，ひとたび起きると重篤なものになる。消化器外科の中では最も難易度の高い手術で，1つひとつの確実な手技と，長時間にわたり集中力を途切れさせない体力とチームワークが不可欠だ。PD手術をやり遂げることは，消化器外科医にとってもオペ室看護師にとっても最終目標といえる。

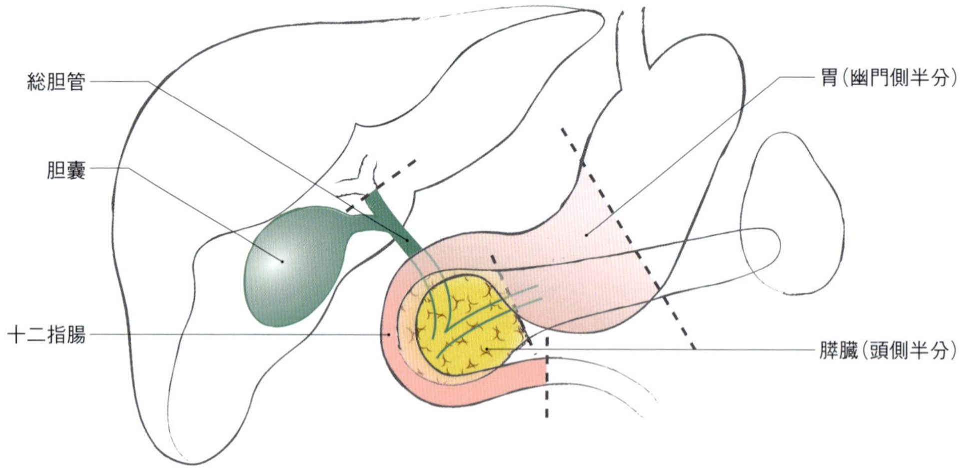

▲膵頭十二指腸切除術で切除する臓器

十二指腸の働きと消化液の流れ

十二指腸は膵頭部をふちどるように張り付いている。

食べたものは胃から十二指腸に流れていく。肝臓で作られた胆汁が流れる総胆管と膵臓で作られた膵液が流れる膵管は，十二指腸乳頭部で合流する。胆汁と膵液は十二指腸内に流れ込み，食物と混ざって消化分解を促進する。また膵頭部の裏には門脈，腹腔動脈，上腸間膜動脈など消化管に関わる血管が集中している。

膵頭十二指腸切除術の要点

膵頭部を切除するには，膵臓の右側半分，胃の半分，胆嚢と総胆管，十二指腸の切除を行わなければならない。切除後は，食物，胆汁，膵液のすべての経路を再建する（図）。

十二指腸乳頭部がなくなると再建後の胆管に消化管からの逆流が起き，逆流性胆嚢炎を起こすことから胆嚢は残さない。また胃切除後の再建で吻合部潰瘍を防ぐため，胃は胃酸を作る十二指腸側の半分を切除する。

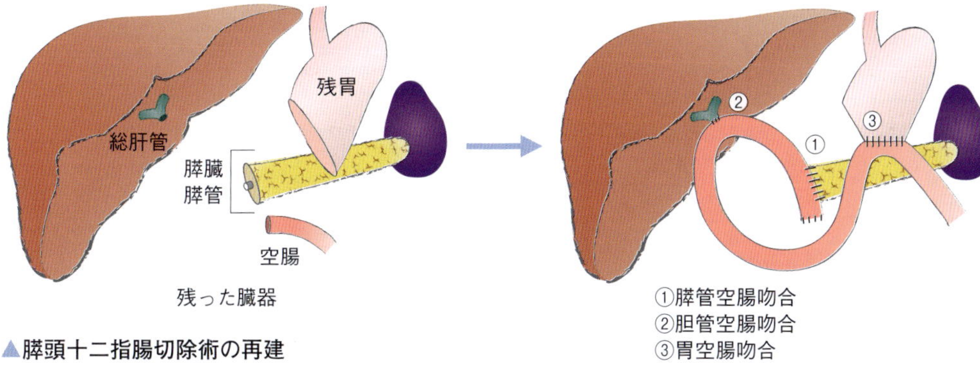

▲膵頭十二指腸切除術の再建

膵頭十二指腸切除術の基本

体位

- 仰臥位

麻酔

- 全身麻酔

手術に要する時間

- 6〜7 時間

手術適応

- 膵頭部に発生した腫瘍で膵頭部がん，膵内胆管がんの他，十二指腸がん，十二指腸乳頭部がんなど

使用する主な器械

- 開腹セット〔→ p.25〕
- ネラトンターニケット（①）
- ブルドック鉗子（曲，②）
- 血管クランプ用テトロンテープ（③）
- サテンスキー血管鉗子（④）
- 膵管チューブ（アトムチューブ，⑤）

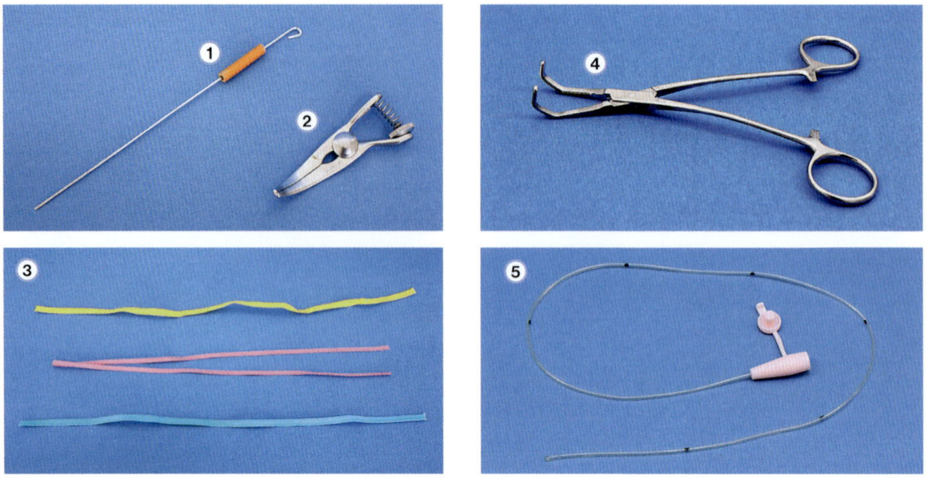

▲膵頭十二指腸切除術で使用する主な器械

膵頭十二指腸切除術の手順

STEP 1 開腹と観察

1 正中切開で開腹する。

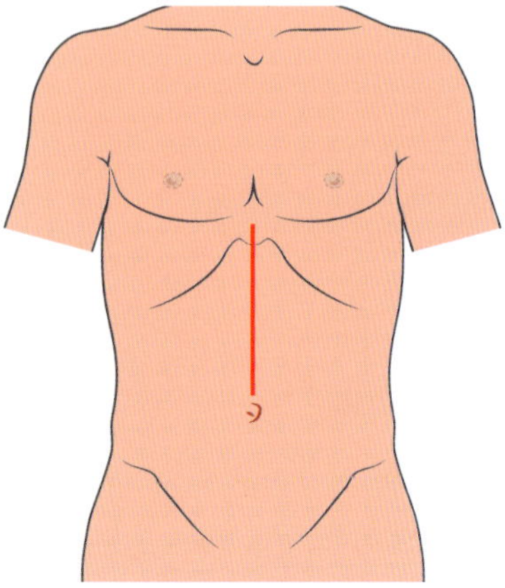

Q&A

Q 皮膚切開で臍の真上を切る時と臍をよける時があるのはなぜ？

A 以前は臍に切り込むことはしませんでした。臍の奥の消毒が不十分で感染しやすく，創部に感染が起きると入院期間が長くなり，また術後の腹壁瘢痕ヘルニアの原因になったからです。また，臍から肝臓へ胎生期の血管の遺残があり，肝硬変になるとこれが側副血行路として役に立つかもしれないという思いから，これを切らないよう右側中心の手術なら臍の右に回りこみ，左側中心の手術ではその逆にしていました。
一方，臍は皮膚，筋膜と腹膜が癒着しているので容易に腹腔内に到達できるメリットがあります。今は臍の消毒が十分にできるようになり，臍を避ける必要はなくなりました。手術のために最もよい視野がとれるなら，臍の上でも切開するのが一般的になっています。

2 十二指腸に沿って後腹膜を切開する。下大静脈・腹大動脈が見えるまで剝離すると，十二指腸，膵頭部がまとめて授動される。

大動脈周囲のリンパ節転移の有無，腫瘍の浸潤がないかを確認する。

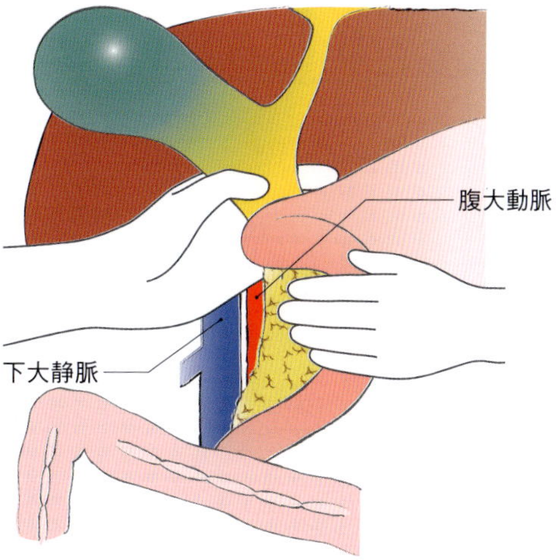

STEP 2 胃の切断

3 胃切除術〔→ p.27〕と同様に大網の右側半分を横行結腸からはずし，胃切除線をまたいで小網を開ける（図）。

ここで膵頭部の全体像が見えてくる。がんの広がり，転移の有無などを見て切除可能かどうかを判断する。

切除可能と判断されれば胃を切断する。

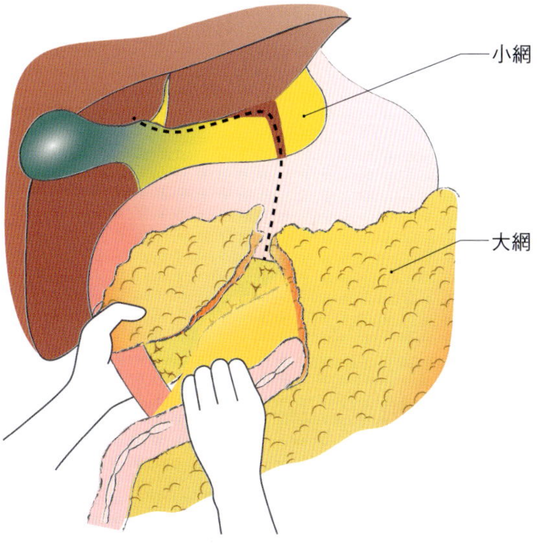

切断位置

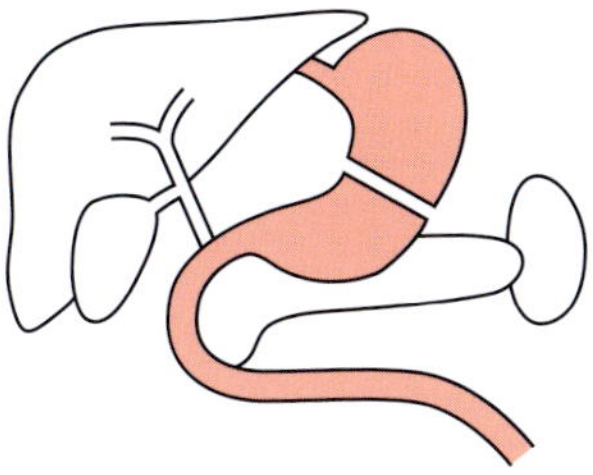

STEP 3　肝十二指腸間膜の処理，胃十二指腸動脈の切断，胆管の切断

4　切断した胃を右側へ振ると，肝十二指腸間膜と膵頭部がよく見える。肝十二指腸間膜を切開し，肝動脈，胆管，門脈を確認し，テーピングする（図）。総肝動脈から膵頭部前面に分岐する胃十二指腸動脈を切断する。

胆道は総肝管で切断し，胆嚢および総胆管を切除する。

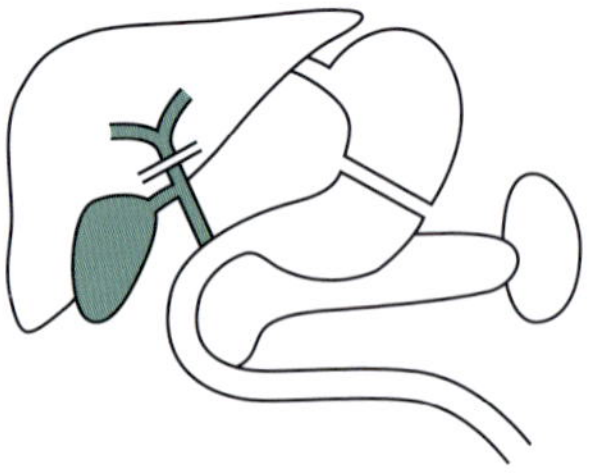

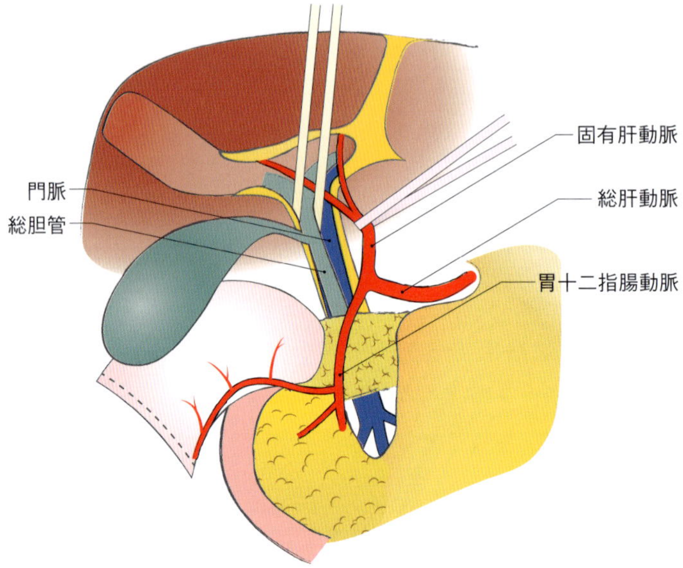

Q&A

Q 切除不可能と判断されるのはどのような時？

A 腫瘍を完全切除できる見込みがない場合は切除を断念します。たとえば腹膜播種や多発肝転移など遠隔転移があった場合，大動脈周囲リンパ節に転移がある場合です。

周辺の主要な血管（たとえば門脈本幹，上腸間膜動脈）が腫瘍に巻き込まれている場合はその部分を切除して血管再建しますが，再建ができない長さに及ぶ場合は断念せざるをえません。

切除できない場合は，症状軽減の措置を行います。胆管が閉塞して黄疸が出た場合は，胆管ステントを入れます。十二指腸の狭窄による食物の通過障害に対しては，ステントやバイパス手術などの方法があります。

STEP 4 膵臓の切断

5 膵臓の切断は門脈の前で行う。門脈は膵臓の背側をくぐって肝臓に向かっている。この部分の門脈は左右に枝を出しているが，前面の膵臓につながる枝はない。門脈が腫瘍に巻き込まれていないかどうかを観察し，細い脳べらを通して膵臓と門脈の癒着をはずすと，トンネルが開通する。

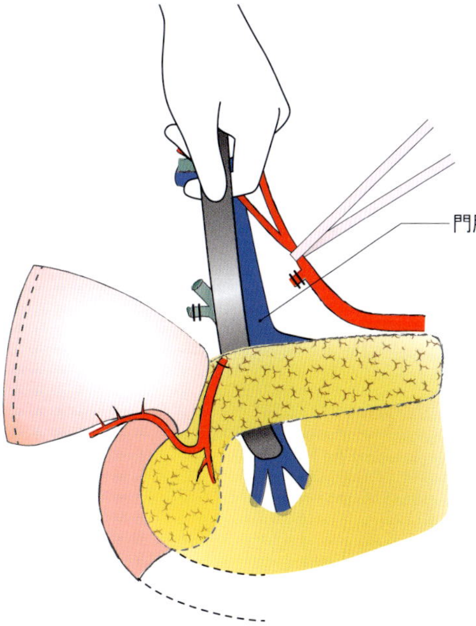

切断位置

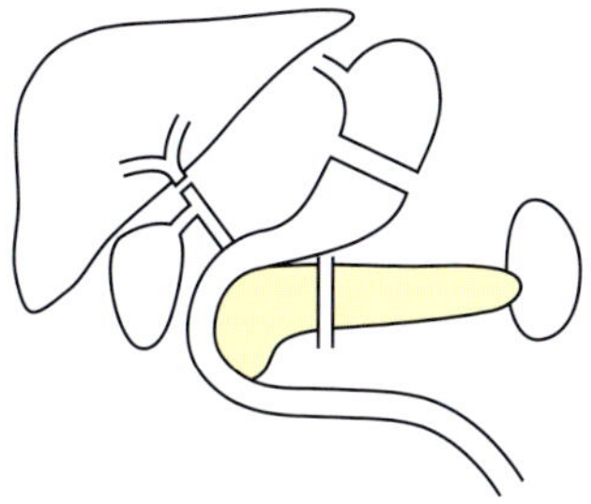

6 膵臓の切断部分の膵頭部側は絹糸で結索し，尾側は挫滅しないようにネラトンカテーテルなどで膵臓を結紮し，止血コントロールを行う。

膵実質はメスを使って，膵管を探しながら少しずつゆっくり切っていく。膵管を見つけたら，5 mm ほど露出して切断する。膵管には膵管チューブを挿入し，膵液を体外へ誘導する。膵断端の出血を止血する。

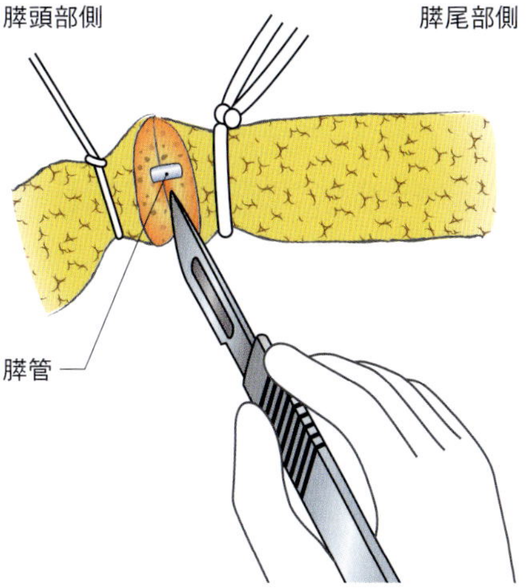

こんな時は？

- 術中に腹腔内に膵液が漏れてしまったら？
  ➡ 膵液は強力な消化液だが，術中に多少漏れても問題はない。しかし他の消化液と混ざることで活性化するので，膵管チューブで体外へ誘導する。

STEP 5 門脈枝の処理

7 膵頭部から門脈に流れ込む静脈があるので，これを結紮・切断していく(図)。

血管壁が薄く損傷すると門脈側から大量に出血する。門脈側断端は非吸収性の縫合糸（タイクロン™など）で貫通結紮を行う。

門脈の背側には上腸間膜動脈から膵への枝があり，これらも結紮・切断する。

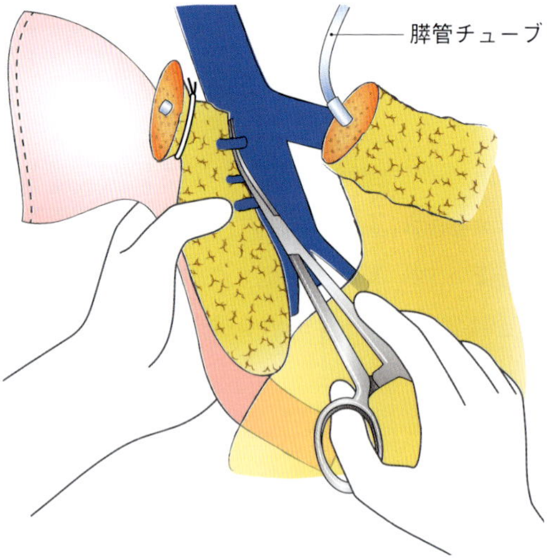

STEP 6 小腸切断

8 後腹膜腔にある十二指腸が後腹壁を貫いて腹腔内に出てくる部分がトライツ靭帯で，ここから先は空腸になる。

トライツ靭帯を切開して後腹膜腔につながるトンネルを作り，空腸から十二指腸の移行部を確認する。

ここで空腸を切断すると，膵頭部が周辺臓器と一塊で摘出される。

切断位置

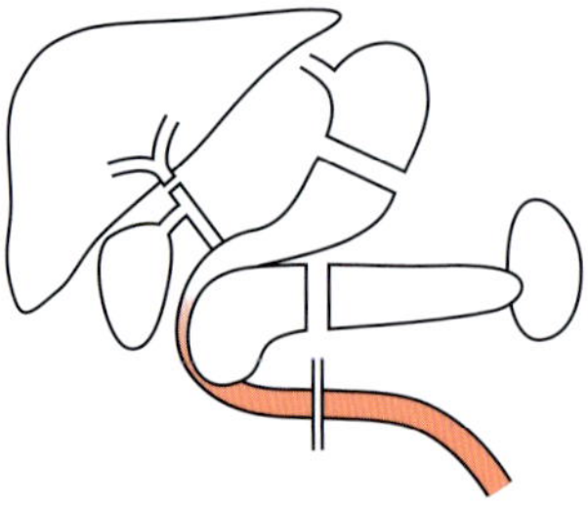

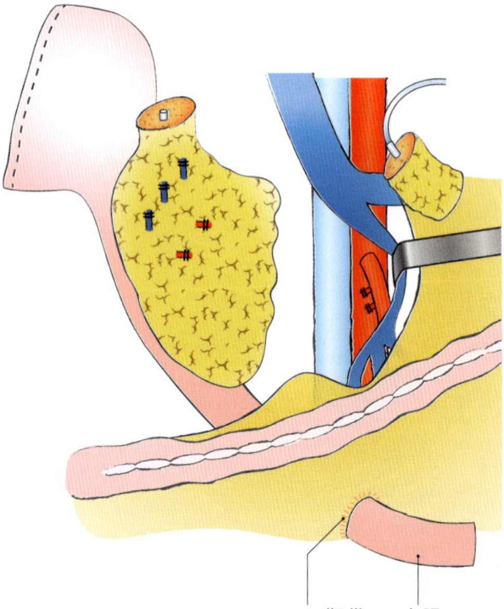

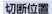

STEP 7 再建 ①膵管空腸吻合

9 再建は，膵管空腸吻合，胆管空腸吻合，胃空腸吻合の順で行う。

強力な消化液である膵液の漏れは，縫合不全，組織の融解，血管損傷など重篤な合併症を引き起こす。そのため膵管空腸吻合ではさまざまな工夫がされている。

膵断端に合わせて空腸の漿膜筋層を切開する（図）。粘膜は残しておく。

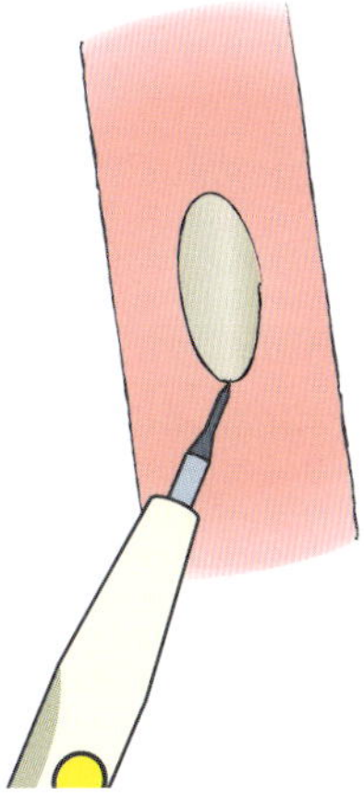

10 膵管に入れたチューブを空腸粘膜を貫いて腸管内に通す。空腸の漿膜筋層と膵臓断端の吻合では，まず奥側半分を絹糸で縫合する。次に膵管と空腸粘膜を吸収糸で4針縫合する。最後に空腸の漿膜筋層と膵臓の手前半分を絹糸で縫合する。空腸をかぶせて膵断端が隠れるようにする。

膵管が細くて縫合が難しい場合は，チューブごと膵管を吸収糸で結紮する。チューブと膵管の隙間から膵液が漏れることなく，すべてチューブから出るようにしておく。

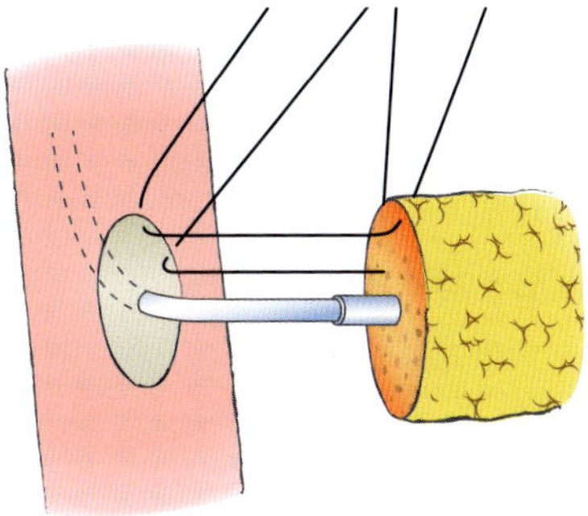

11 膵管チューブは空腸の途中から引き出して体外へ誘導しておき，吻合が完成する術後2〜3週間で抜去する。または短く切断しておき，吻合が完了した頃に自然脱落させる（便とともに排出される）。

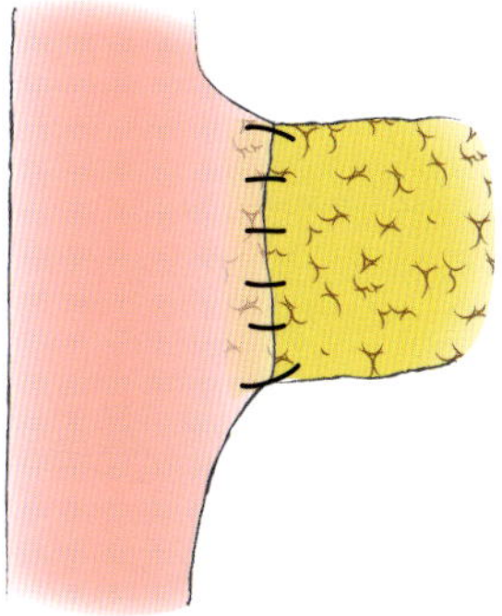

Q&A

Q 体外へ誘導した膵管チューブを引き抜く時，周りの組織は傷まない？ 結紮した糸が邪魔にならない？

A 膵管チューブは吻合が完成するまでは抜けずに，吻合が完成したら簡単に抜けるようにうまく固定します。“うまく”とは，結紮は時間が立つとゆるむこと，吸収糸は4週間程度で溶け出しもろくなることなどを見越して，という意味です。抜去のタイミングも，“うまく”見計らって引き抜きます。

STEP 8 再建 ②胆管空腸吻合

12 空腸と吻合する総肝管は細く，また肝門に近く短いため，胆管空腸吻合は奥深く，細かな作業が必要になる。

総肝管の口径に合わせて空腸を切開する。吻合部の両端に吸収糸をかけ（腸管の外→腸管の内→胆管の内→胆管の外），これを支えとして，まず後壁の縫合を行う（図-a）。

両端にかけた糸の間の後壁に5針かける（内→外→外→内）。すべてかけたのちに，腸管を総肝管に寄せて結紮し，縫合する。次に前壁に5針の吸収糸をかけて（外→内→内→外），同様に結紮し，縫合する（図-b）。

胆管の狭窄や胆汁の流出障害が懸念される場合は，吻合部を通して胆汁排出のための胆管チューブを挿入する。

a

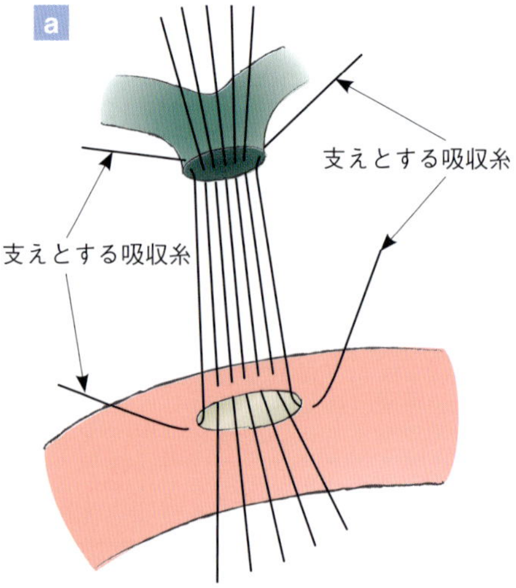

▲後壁の縫合

b

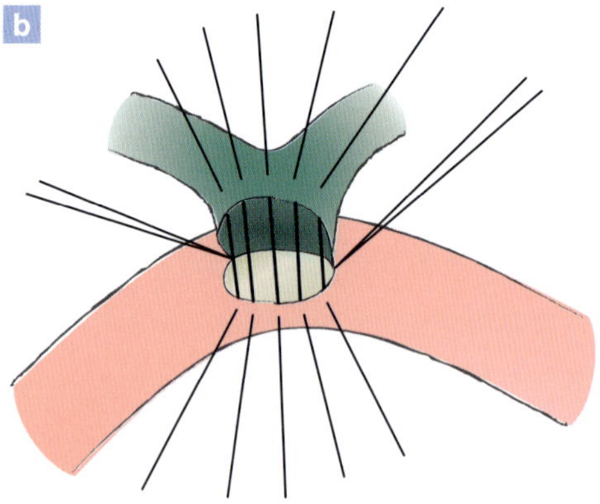

▲前壁の縫合

STEP 9 再建 ③胃空腸吻合

13 胃切除術後の再建（胃と十二指腸の吻合）〔→ p.35〕に準じて，胃と空腸を吻合する。

STEP 10 ドレーン挿入，閉腹

14 ドレーンは膵管空腸吻合部，胆管空腸吻合部に置く。万が一の縫合不全を早期に発見するためのインフォメーションドレーンの意味と，縫合不全が起きた場合は十分ドレナージができ，洗浄ができるようにする目的で，最短で直線的なルートにする。

膵管チューブと胆管チューブを入れた場合は空腸の途中からチューブを抜き出し，その部分の空腸を腹壁に固定して，チューブを体外に誘導する。

閉腹後X線撮影を行い，体内にガーゼなどの遺残がないことを確認する。

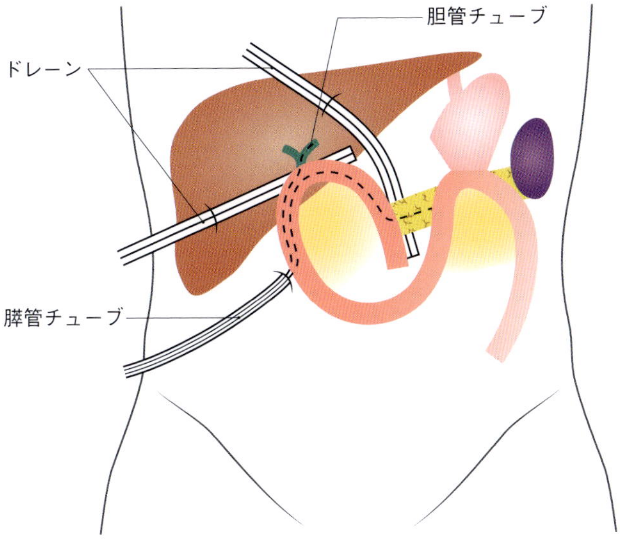

術後の観察 Point

縫合不全の兆候

- 膵管空腸吻合の縫合不全は最も心配すべき合併症となる。膵液が漏れると周辺臓器が溶解し，感染を起こす。ドレーンからは，どろりと溶けた脂肪組織が出てくる。
- 血性の排液があったら，周辺血管の損傷の可能性がある。総肝動脈や胃十二指腸動脈の断端が近く，これらが損傷を起こすと大出血となり，重篤な状態となる。
- 胆管空腸吻合部はむくみのため，術後に閉塞状態となり，術後黄疸やドレーンから胆汁色の液の流出が見られるが，自然に改善することが多い。

発熱の有無

- 発熱が持続する場合は，縫合不全による膿瘍などを疑いCT検査などを行う。

8 虫垂切除術（開腹・腹腔鏡下）

虫垂切除術の概要

虫垂炎は臨床の現場で件数が多く，外科医が初めに習得する手術となる。

最近は腹腔鏡で行うことが増えてきて手術方法はがらりと変わったが，やるべきことは開腹手術と同じで，虫垂動脈を切断し，虫垂を根部から切除する。

腹腔鏡で行うようになって，これまで見えていなかったものが見えるようになり，そのことがまた開腹手術を深めてくれる。本稿では，開腹手術と腹腔鏡下手術を対比させながら，手術の手順を解説する。

開腹手術と腹腔鏡下手術

虫垂切除術を開腹で行うか腹腔鏡下で行うかは，施設によって考え方が違う。

開腹手術の場合，慣れた外科医なら自分で腰椎麻酔をかけて術者と助手で小さな切開から指を入れ，チョイッと虫垂を出して虫垂根部の処理をしてあっという間に終わってしまう。

腹腔鏡下手術となるとそうはいかない。麻酔科医が全身麻酔をかけ，カメラや気腹の準備，トロッカーなど道具一式をそろえなければならず，手間暇がかかる。一方，腹部全体を観察できるので，虫垂炎以外の疾患の検索や虫垂炎の程度の評価が可能で，また腹腔内洗浄も十分できるなどのメリットがある。

その点，開腹手術では腹腔内の観察が困難で，虫垂炎以外の疾患の鑑別が難しい。虫垂炎でなかった場合，術式の変更のため切開の仕直しや麻酔の変更が必要になる。

診断が確実で，合併症を起こしていない虫垂炎は開腹手術のよい適応になり，他疾患や合併症をともなう虫垂炎などでは腹腔鏡下手術のメリットがあるといえるが，結局は外科医やチームがどちらに慣れているかで決まる。

虫垂切除術の要点

1）診断は本当に虫垂炎か？

急性虫垂炎は急性腹症の1つで，短時間で診断と手術の判断をしなければならない。

右下腹部痛は必ず虫垂炎を考える。炎症所見があり，画像で虫垂の腫大，虫垂内石灰化，虫垂周囲の炎症などがあり，また右下腹部痛の原因として他の疾患がないことがわかれば手術適応となる。

炎症所見が軽症であったり，画像で特徴的な所見がない場合は，軽症の虫垂炎で抗生剤で改善する見込みがある。実際は虫垂炎ではない場合も多いことから，抗生剤を投与して経過観察となる。

現在は画像（エコー，CT）の診断能力が上がったためかなり正確に診断できるようになったが，それでも確定診断は難しく，手術を開始して初めて別の疾患だとわかることがある。消化器疾患では憩室炎や大腸がん，腸間膜リンパ節炎，他科では泌尿器科疾患や婦人科疾患などがあり，その可能性は患者にも手術前に必ず説明する。手術開始後，虫垂炎でないことがわかった場合もあわてず必要な手術を行う，試験開腹で終了するなど適切に判断する。

2）虫垂を見つけ出すまでがひと仕事

虫垂の位置は人によって違う。また炎症が激しく虫垂が壊死をして原型をとどめなかったり，膿瘍の中に埋もれている場合もある。上行結腸は右側腹部に固定されていて，結腸ひも（テニア）がある。上行結腸を確認したら，結腸ひもを口側にたどっていくと虫垂根部に到達する。

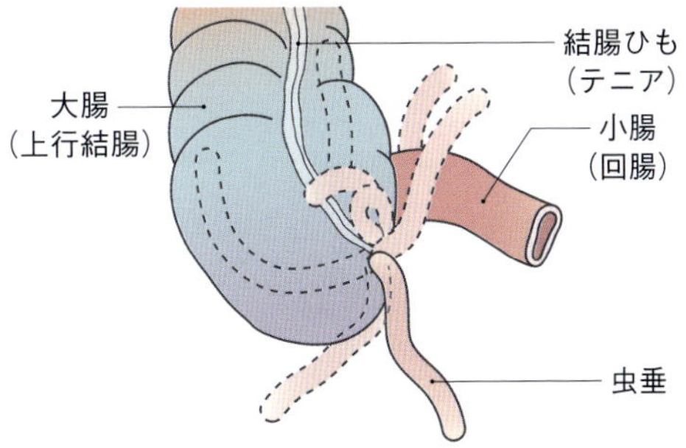

▲虫垂の位置の例
虫垂は教科書通りの位置にある場合の方がむしろ珍しい。大腸や小腸の裏側に回っていることも多い。

3）要点は虫垂動脈を切り虫垂を切断すること

炎症が強いと組織がもろくなり処理が難しくなる上，虫垂動脈を同定できない場合がある。また虫垂動脈からの術後出血は致命的で，再手術が必要になる。

虫垂は根部で切断し，虫垂を遺残させないこと。根部が壊死している場合は健常な盲腸の部分で切除し，盲腸まで激しい炎症がある場合は回盲部切除を行うこともある。

4）術後膿瘍の予防

穿孔性虫垂炎や膿瘍形成のある虫垂炎では膿の一部と細菌が残り，術後膿瘍形成の可能性がある。予防のためドレーンを挿入する。腹腔鏡下手術の場合は洗浄を十分行い，洗浄液を回収する。開腹手術では，視野が狭く細菌を含んだ洗浄液の回収ができないこともあり，洗浄は推奨されない。ガーゼで回盲部から骨盤底の汚れを拭い取る。

虫垂切除術の基本

体位

- 開腹手術：仰臥位
- 腹腔鏡下手術：仰臥位（左上肢を体幹に沿わせる）

麻酔

- 開腹手術：脊椎麻酔（＋硬膜外麻酔）
- 腹腔鏡下手術：全身麻酔

手術に要する時間

- 開腹手術：30 分〜1 時間
- 腹腔鏡下手術：30 分〜1 時間

手術適応

- 虫垂炎。時間外の緊急手術が多い。

使用する主な器械

開腹手術

- アッペセット*
  - ・ミクリッツ腹膜鉗子
  - ・短コッヘル鉗子（直）
  - ・短ペアン鉗子（直）
  - ・短ペアン鉗子（曲）
  - ・モスキートペアン鉗子（曲）
  - ・アリス鉗子
  - ・ケリー鉗子（弱彎）
  - ・短有鉤鑷子
  - ・短無鉤鑷子
  - ・長無鉤鑷子
  - ・止血鑷子
  - ・筋鉤（1A/2A/2B）
  - ・腸べら
  - ・クーパー剪刀（短曲）
  - ・メッツェンバウム剪刀
  - ・ヘガール持針器
  - ・マチュー持針器
  - ・メスホルダー
  - ・吸引嘴管
  - ・布鉗子
  - ・消毒鉗子
- ラッププロテクター

＊アッペ（虫垂炎の通称）の手術に必要な器械一式をまとめたもの。病院によって名称は異なる。

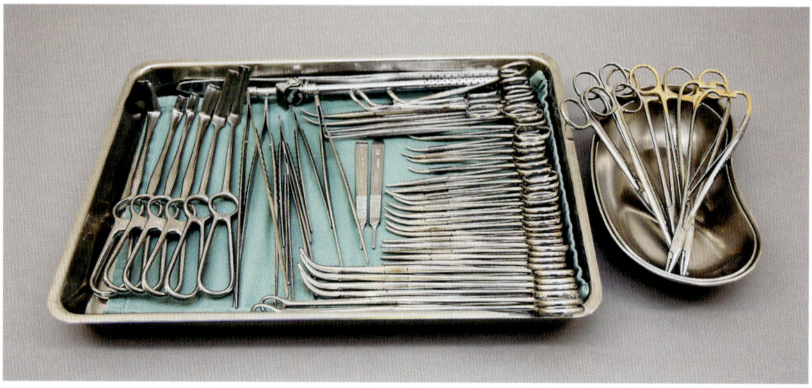

▲アッペセット

腹腔鏡下手術

- ラパ胆セット〔→ p.11〕
- 把持鉗子（なみなみ鉗子，①）
- ミニラップ・アリゲーター鉗子（②）
- ケリー鉗子（③）
- メッツェンバウム剪刀（④）
- 把持鉗子（くちばし鉗子，⑤）
- サージタイ（⑥）
- 超音波凝固メス（ハーモニック®，⑦）

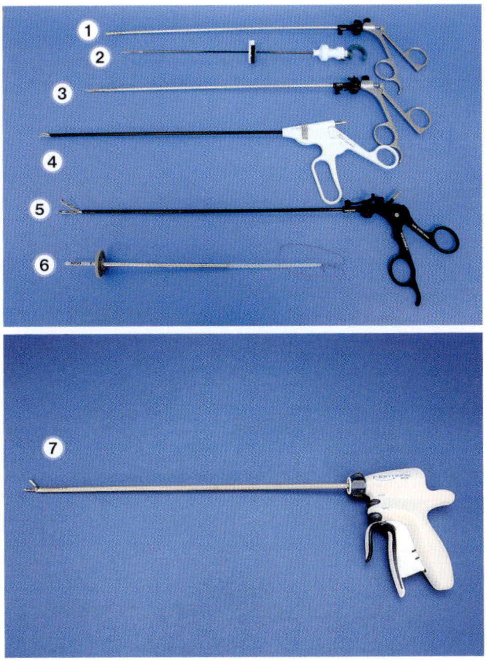

▲腹腔鏡下虫垂切除術で使用する主な器械

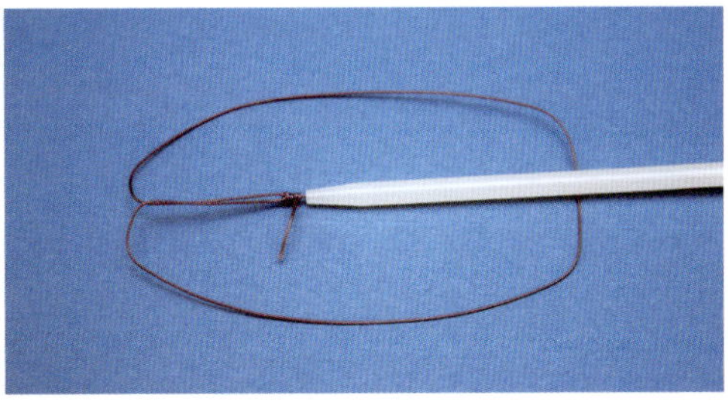

▲サージタイ(先端部)

糸のループ部分で組織を結紮する道具。
虫垂切除術では虫垂根部に糸をかけ，絞り上げる。

虫垂切除術の手順

開腹手術	腹腔鏡下手術

STEP 1 皮膚切開

開腹手術

1 臍と上前腸骨棘《じょうぜんちょうこつきょく》を結んだ線の下1/3の部分で皮膚切開を行う。皮膚切開の長さは5 cmを目安に，痩せた患者ではもっと小さく，太って脂肪が多い患者では大きく切開する。十分な視野を得るために右傍腹直筋切開にすることもある。

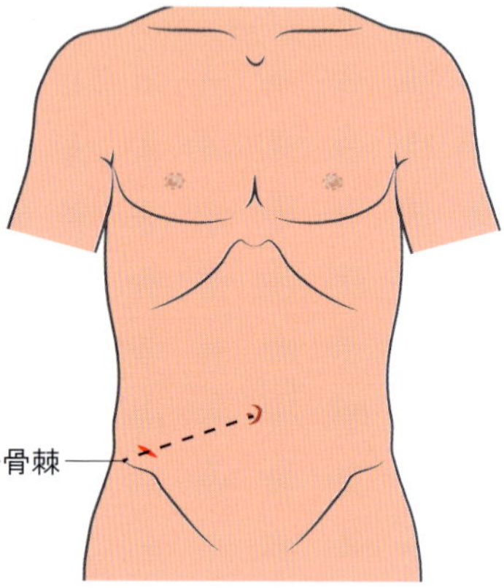

2 外腹斜筋腱膜を切開し，外腹斜筋をペアンで分け筋鈎で開くと，内腹斜筋が見える。これを同様に分けて入ると，腹膜前脂肪層とそのすぐ奥に腹膜が現れる。

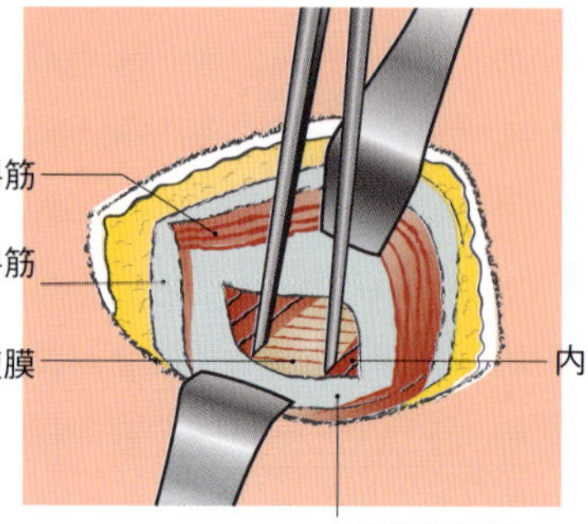

腹腔鏡下手術

1 臍と下腹部正中，左上腹部の計3本のトロッカーを挿入する。臍からは切除した虫垂を取り出すため12 mmのトロッカー，他は5 mmのトロッカーを挿入する〔→ p.13〕。

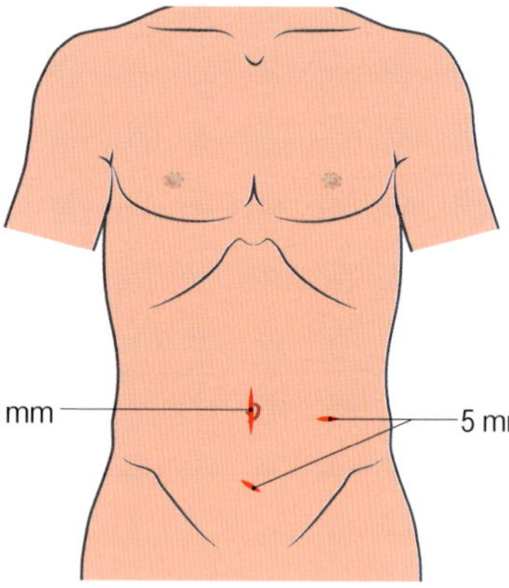

2 カメラを入れて腹腔内を観察する。気腹により腹腔内が広がりよく見える。大網が回盲部を覆っていて，はじめは虫垂や盲腸は見えない。

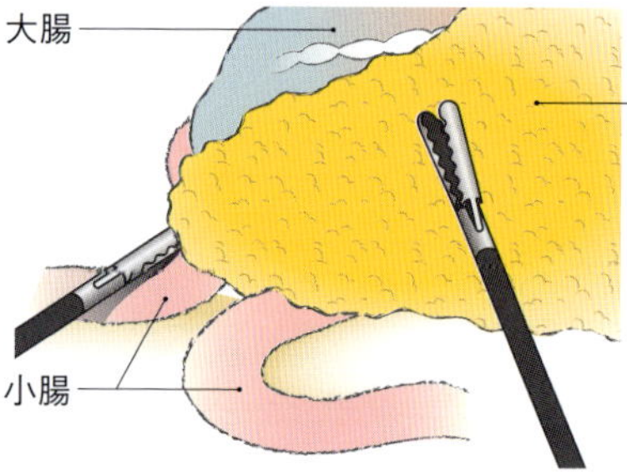

（画面では左が足側，右が頭側になる）

開腹手術

3 腹膜を切開する。腹膜切開時に腹水があればシリンジで吸引し，培養検査に提出する。

腹腔鏡下手術

3 腹水があればポートからチューブを挿し込んで吸引し，培養検査に提出する。

STEP 2 虫垂の検索

開腹手術

4 創の感染防止と視野確保のため，ラッププロテクターを装着する。

開腹では，小さな窓から覗き込むような視野となり全体像がわかりにくい。大網や小腸が虫垂を覆っていることが多く，また炎症のため癒着し回盲部が一塊になっていることが多い。

術者は，長鑷子や腸べら，筋鈎などを使って大網や小腸の癒着を鈍的に剝離していく。

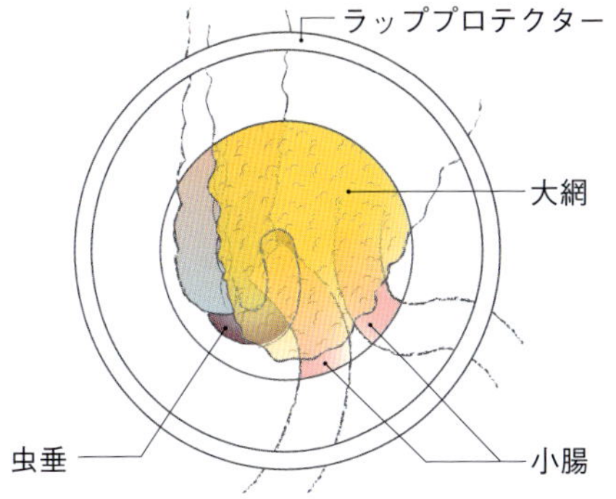

腹腔鏡下手術

4 鉗子で大網や小腸をどけて回盲部を露出する。小腸が邪魔になる時はヘッドダウン，左へローテーションするなど体位を変えて小腸をよける。

腹腔鏡の視野は，開腹に比べ広く全体が見渡せるなど良好だが，癒着が激しく腹腔鏡では解剖が判読できない場合や，手術を進める過程で血管や尿管，腸管などに副損傷を起こした場合は，開腹に移行する。

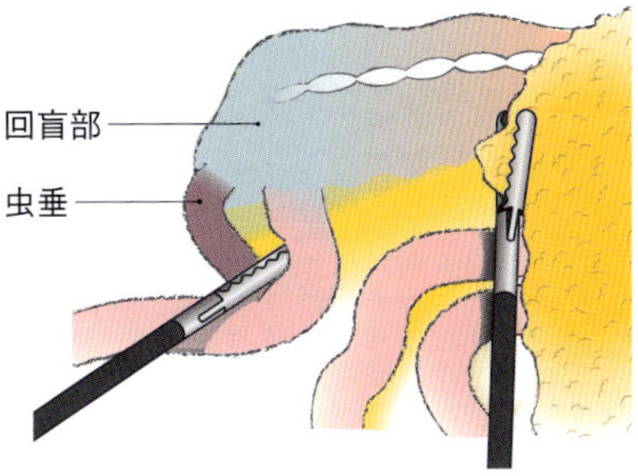

こんな時は？

- 開腹手術となった場合
  ➡ 開腹手術に必要な器械を準備する。使わなくなった器械は，速やかに器械カウントを行う。

Q&A

Q なぜ，腹水の培養を行うの？

A 虫垂炎により虫垂が腫脹→周辺に腹水貯留→さらには穿孔し腸内細菌が漏れ出て周囲に膿瘍を形成します。膿瘍を形成せずに汎発性腹膜炎を起こすこともあります。
腹水を培養するのは，細菌の有無と種類を同定し，術後の合併症予防や治療方針の決定につなげるためです。

開腹手術

5 虫垂を見つけるためには上行結腸の結腸ひもを見つけ，これを回盲部に向かってたどると虫垂根部に達する。

筋鈎や腸べらで助手に視野を作ってもらい（助手の腕の見せ所），鑷子やケリーで剝離を進めていくと虫垂が現れてくる。

虫垂の表面に黄色い膿苔《のうたい》（ベラーク）が付着していないか，穿孔部の有無，腸液の漏れや虫垂周囲の膿瘍形成などの有無を観察する。

どうしても虫垂が見えない時には，指で探ると固くて押すと奥へ逃げる虫垂を触知する。指で直接触るのは視野が汚れるのと見えない所での指先の操作になる不安があるが，最も有効な方法である。虫垂の周りを指でなぞるようになでると，炎症による癒着がはずれて虫垂が授動される。

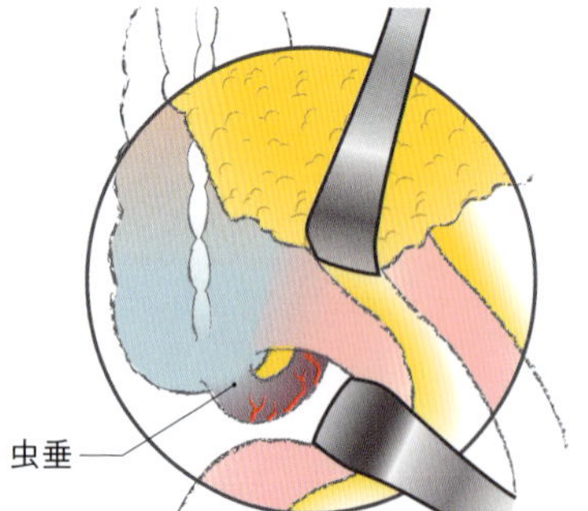

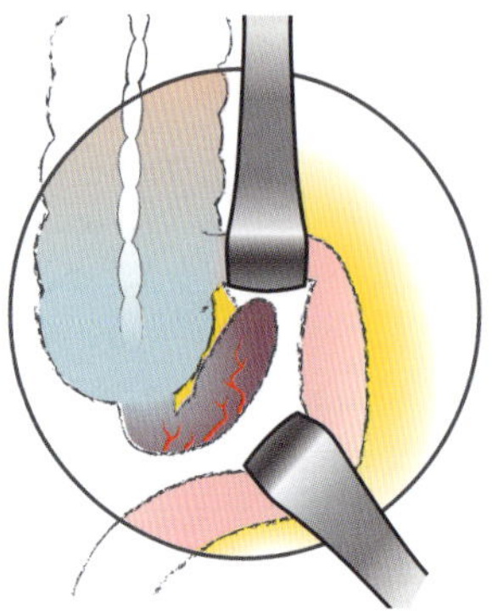

腹腔鏡下手術

5 大網を鈍的に剝離していくと，回盲部から虫垂根部付近が見えてくる。しかしカメラは左側面からしか見えないため，虫垂の裏がどうなっているかが判断できない。

根部を正確に同定するのに苦労する場合は，カメラを別のポートから入れ，別の角度から見ることも役に立つ。

把持する鉗子や切開するメスも，適切で安全に操作するために，一番よい角度になるポートから挿入する。カメラと入れ替えることもある。活用できることは何でもする。こだわってはいけない。

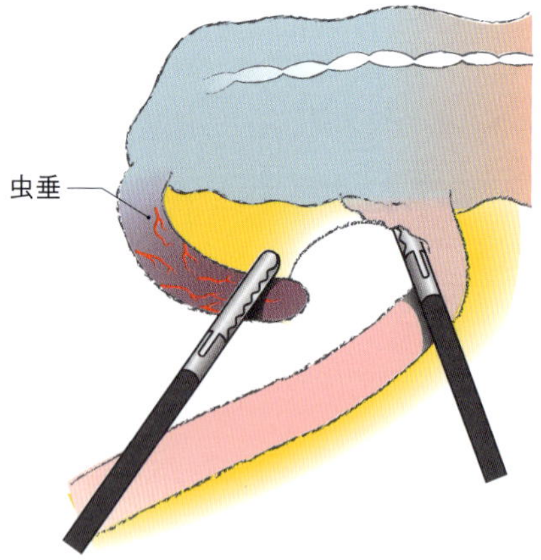

開腹手術 | 腹腔鏡下手術

STEP 3 虫垂の剝離，虫垂動脈の切断

開腹手術

6 虫垂を創外に引き出す。この時炎症の強い虫垂を持つと，破ってちぎれてしまう。ペアンで虫垂間膜を把持しながらアリス鉗子で虫垂を挟むなど，虫垂自体に力がかからないよう注意しながら引き出す。

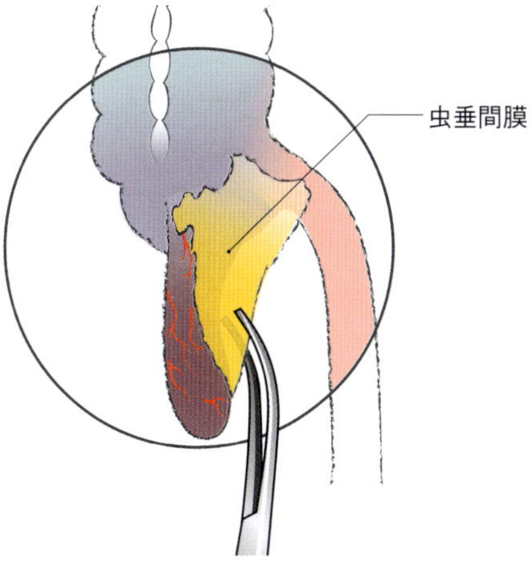

7 虫垂動脈を切断する。虫垂間膜は炎症のため肥厚し，もろく出血しやすい。血管を露出するのは危険で，いったん切れて引っ込むと処理は困難になる。血管を損傷しないよう虫垂ぎりぎりでケリーを通し(図-a)，しっかり把持して切断し結紮していく(図-b)。この操作を繰り返すと虫垂動脈が処理され，虫垂根部が露出される。

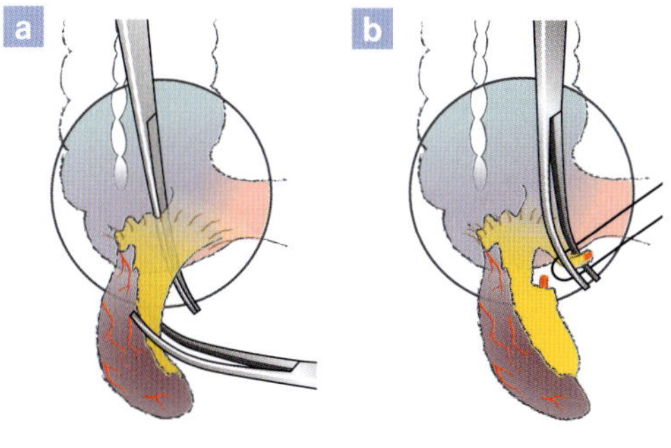

腹腔鏡下手術

6 虫垂根部が同定できれば，虫垂の一部や虫垂間膜を把持鉗子でつかんで癒着をはずしながら引き起こす。炎症の強い部分を破らないよう注意しつつ慎重に進める。

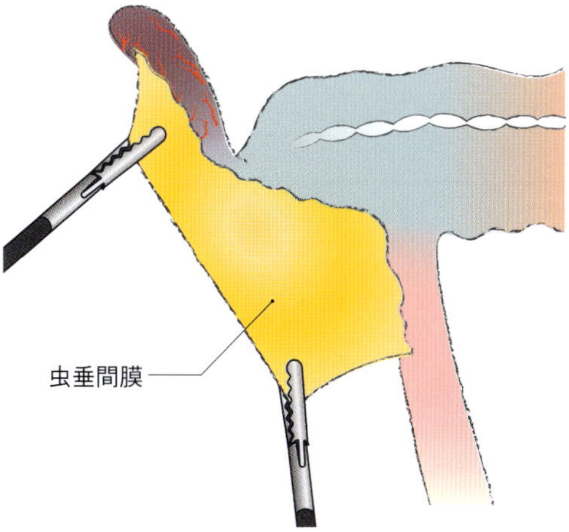

7 虫垂間膜を超音波凝固メスで切断する。途中，虫垂動脈が含まれる所では止血モードで十分に凝固してから切断する。

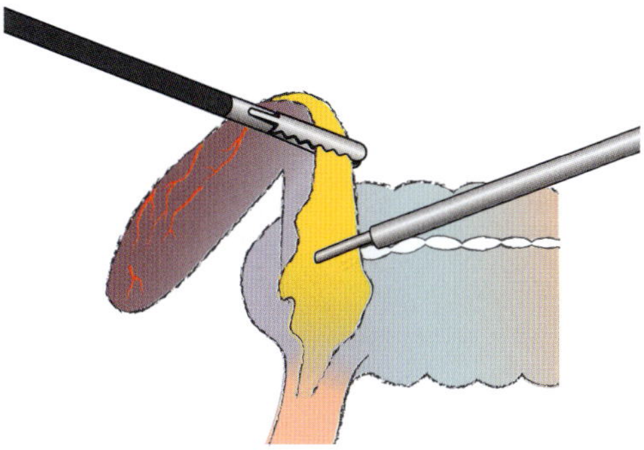

開腹手術

STEP 4 虫垂根部の処理

8 虫垂根部をペアンで把持し，挫滅させる（図-a，b）。この部位で虫垂根部を結紮し（図-c），虫垂を切断する。

断端の処理は，針付絹糸で巾着埋没縫合を行う（図-d，e）。

切除した虫垂はそのまま創部から取り出す。

a

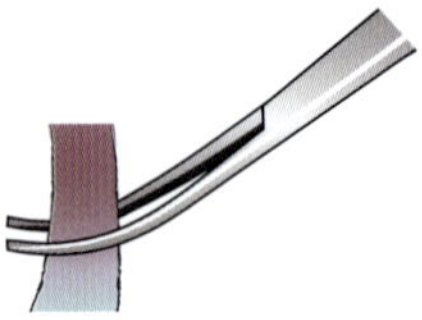

b

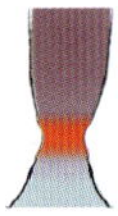

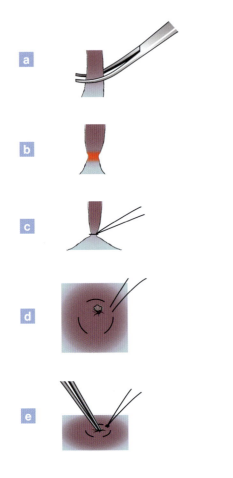

c

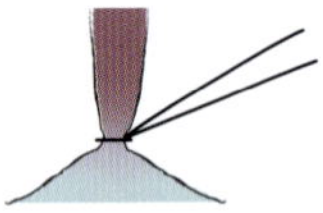

d

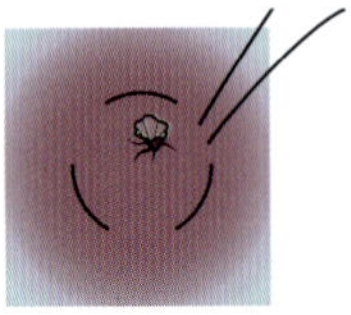

e

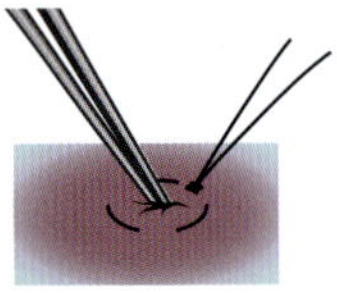

腹腔鏡下手術

8 結紮の道具（サージタイ）を用いて糸をかけ（図-a），絞り上げた上で（図-b），超音波凝固メスで切断する（図-c）。

切断した虫垂は回収袋に入れ，創外に取り出す。

a

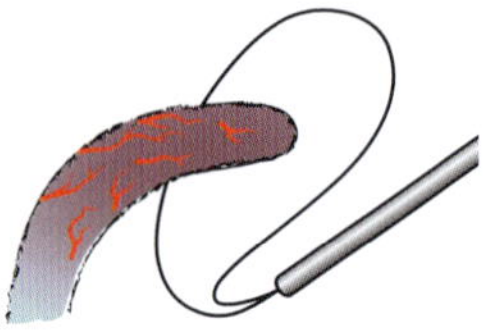

b

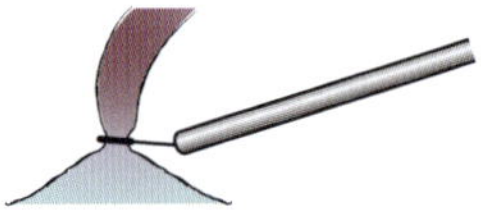

c

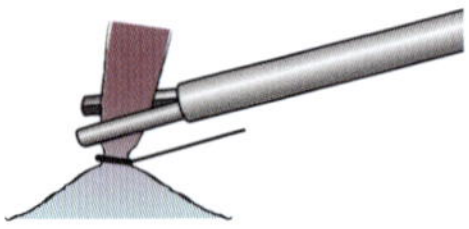

Q&A

Q 腹腔鏡下手術では巾着埋没縫合にしないのはなぜ？

A 技術的に難易度が高いことと，実際に巾着埋没縫合を行わなくても問題が起きないことがわかったためです。では，開腹手術ではなぜ巾着埋没縫合をしなければならないのでしょうか。おそらくしなくてもいいのでしょうが，開腹では容易にできるので，より確実に処理できるように巾着埋没縫合とすることが多いようです。

開腹手術	腹腔鏡下手術

STEP 5 拭き取り・洗浄

9 生理食塩水による洗浄は行わない。乾ガーゼを鑷子で差し込んで，ダグラス窩，回盲部周辺の汚染を拭き取る。

9 腹腔鏡では腹部全体がよく見えることから，生理食塩水で洗浄を十分に行う。

STEP 6 ドレーンの挿入，閉創

10 ドレーンを挿入して閉創する。ドレーンは創とは別に穴を開け挿入する。汚染が軽度であればドレーンは不要。

閉腹後X線写真で体内にガーゼなどの遺残がないことを確認する。

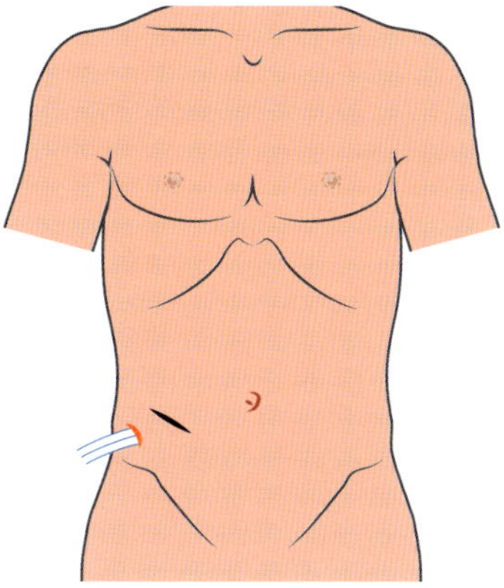

10 十分洗浄して腹腔内がきれいになっていれば，ドレーンは挿入しない。ドレーンを入れる場合は，右下腹部に新たにドレーンのための穴を開ける。

閉腹後X線写真で体内にガーゼなどの遺残がないことを確認する。

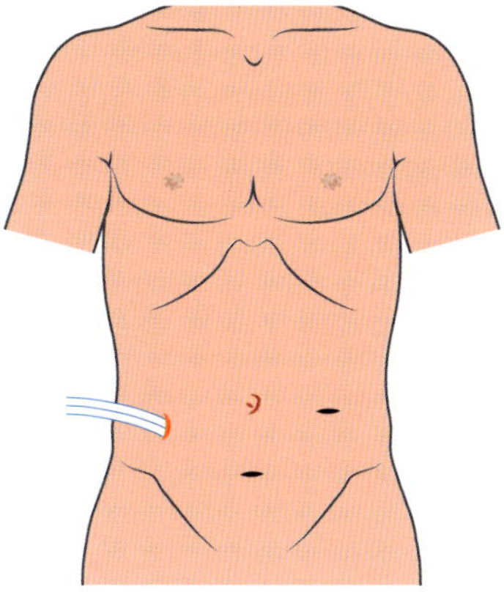

Q&A

Q なぜ開腹手術では洗浄を行わないの？

A 開腹手術の場合は小さな創で視野も悪いため，洗浄に使った生理食塩水が残ったり，限局していた汚れを洗浄操作により逆に広げる危険性があるからです。
一方，腹腔鏡下手術では腹部全体をよく観察することができ，洗浄用の生理食塩水が残存・貯留する危険性はまずありません。洗浄すると決めた場合は，十分な量の生理食塩水を使い，よく洗います。

術後の観察 Point

合併症の兆候

- 炎症が強かった手術で特に注意すべき合併症は，虫垂剥離にともなう腸管損傷，術後出血，術後膿瘍形成，創部感染などである（閉創前に創部をよく洗浄すること，術前の画像診断で腹腔膿瘍を見逃さず，術中に開放することで，ある程度予防できる）。
- ドレーンの排液がにごり便の色やにおいがする，38℃ を超える熱が続く，創部が赤く痛みがある，などが見られたら合併症を疑う。

COLUMN 「メルシー，マドモアゼル」

「メス」「クーパー」，術野から目を離さずに「3ゼロ絹糸」と手を出すと，パシッとほどよい強さで持針器が手のひらに当たり，それを合図に持針器を握って視野に持ってくると，絶妙な角度で針が付いている。手技に集中できる，気持ちのよい手術だ。

夜間救急で急性虫垂炎の緊急手術の時の器械出しは，ベテラン看護師長だった。外回りの作業を兼ねていたので，「そろそろ手術始めるよ」と声をかける。「どうぞ，そこに出ています」と言って指さしたメイヨー台を見ると，鑷子，メス，筋鈎，さばいたガーゼ…がきれいに並んでいる。手術を始めると，それが使う順通りにぴったり並んでいた。

パリでは，医師は道具を受け取ると器械出しの看護師に，そのつど「メルシー，マドモアセル」と言うらしいと聞き，まさか，でもフランスなら…（ありうるかも）と思ってしまう。

それを聞いて「ありがとう」と言ってみることにしたが，あまりにたくさんの「ありがとう」と，出血が多くなるとどうしても出てくる語気の荒さにそぐわず，早々にやめることとなった。

手術中に「ありがとう」と言うことはない，でも，心の中ではいつも「メルシー，マドモアゼル」。

9 鼠径ヘルニア根治術

鼠径ヘルニア根治術の概要

鼠径ヘルニア，椎間板ヘルニア，脳ヘルニアなどの「ヘルニア」は，「飛び出る」という意味である。鼠径ヘルニアは脱腸といわれるように腸の一部が筋肉の隙間から飛び出し，体表から触知できる状態をいう。

鼠径ヘルニアは圧倒的に男性に多い。出生時に陰嚢にある精巣は，もともと腎臓と同じ後腹膜腔にあった。それが胎生期に腹壁の筋層をテルテル坊主の頭のように押し伸ばしながら陰嚢まで降りてくる。陰嚢につながる精管・精巣動静脈が通る精索がその道筋だ。腹壁筋層を貫く孔（内鼠径輪）がもともと大きかったり，年齢とともに筋肉が萎縮して大きくなると，そこに腹膜が入り込み洞窟のようなスペースができる。これがヘルニア嚢で，ここに小腸が入り込む。

女性では，精索の代わりに子宮円靱帯につながる索状物が腹壁を貫いているが，男性に比べてヘルニアは頻度が少なく，大きさも小さい。

鼠径ヘルニアはヘルニアの孔の位置によって外鼠径ヘルニア（Ⅰ型），内鼠径ヘルニア（Ⅱ型），大腿ヘルニア（Ⅲ型），内外両方が存在する場合（Ⅳ型）などに分類される〔→ p.112〕。

鼠径ヘルニアも最初は皮膚が盛り上がる程度で日常生活に支障はないが，自然に治ることなく徐々に拡大し，子どもの頭ほどに飛び出るとさすがに邪魔になる。また，はじめは出たり戻ったりしていた腸が出たまま戻らなくなり，激しい痛みをともなって硬くなる（嵌頓《かんとん》状態）。こうなると血流障害により腸管壊死を起こすため，緊急手術が必要になる。

» 鼠径ヘルニア根治術の要点

腸管やヘルニア嚢が出てくる筋肉の隙間をヘルニア門という。手術ではヘルニア門の位置を明らかにし，これを閉鎖する。以前は筋肉を縫合閉鎖していたが，現在はメッシュを用いて閉鎖することが多い。

ヘルニアの孔ができた原因は横筋筋膜の弱さなので，**できている孔を閉鎖するだけでなく横筋筋膜を補強することが主眼になる**。ここで説明するメッシュプラグ法では，プラグを入れて孔を塞ぎ，メッシュを乗せて横筋筋膜を補強する。

手術で注意することは，精巣につながる動静脈と精管を傷つけないこと。そのためには，**幾重にも重なった膜の構造物を見失わない工夫がポイントになる**。

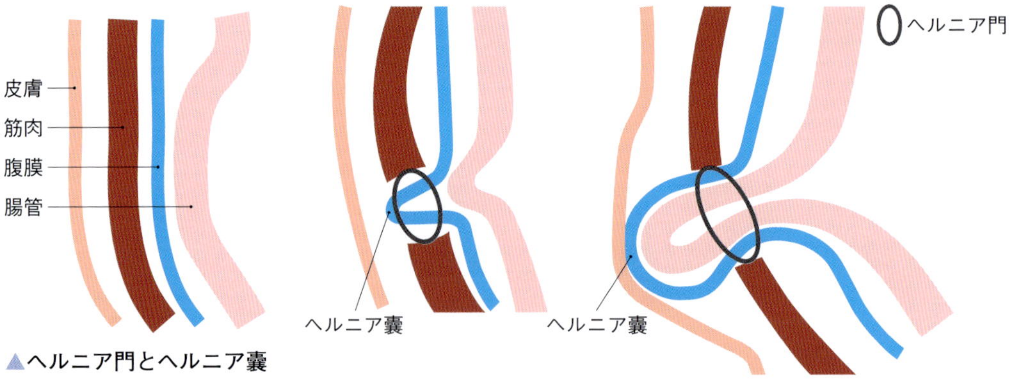

▲ヘルニア門とヘルニア嚢

ヘルニア嚢とは，本来あるべき位置から脱出した組織や臓器(ヘルニア)を包んでいる袋状のもの。主に腹膜によって形成されている。ヘルニア門とは組織や臓器が飛び出す出口のことを指す。

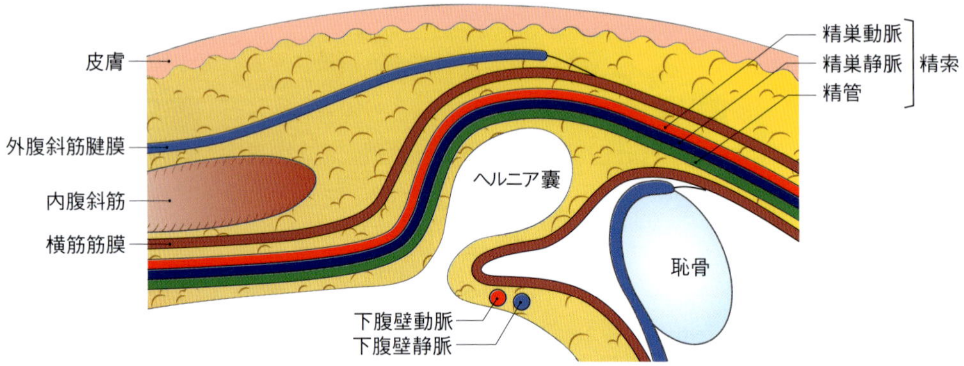

▲ヘルニア周辺の膜の構造(外鼠径ヘルニア)

鼠径ヘルニア根治術の基本

体位

仰臥位

麻酔

脊椎麻酔や硬膜外麻酔，全身麻酔など（併存疾患を考慮した麻酔方法を選択）

手術に要する時間

40 分～ 1 時間

手術適応

鼠径ヘルニア。ヘルニアの出っ張りが徐々に大きくなって邪魔になったり，不快感が強くなると手術を希望する場合が多い。また嵌頓が予想される場合は，予防のために手術適応となる。

使用する主な器械

- ヘルニアセット
  - ・コッヘル鉗子
  - ・モスキートコッヘル鉗子
  - ・ペアン鉗子（短曲）
  - ・モスキートペアン鉗子（曲）
  - ・短有鉤鑷子
  - ・短無鉤鑷子
  - ・メッツェンバウム剪刀（短曲）
  - ・クーパー剪刀（短曲）
  - ・マチュー持針器
  - ・ヘガール持針器
  - ・メスホルダー
  - ・腸べら
  - ・筋鉤（2A/2B）
  - ・消毒鉗子
  - ・布鉗子
- 外科用テープ（血管テープ，リリアンテープ，綿テープなど）
- メッシュ（①）
- プラグ（②）

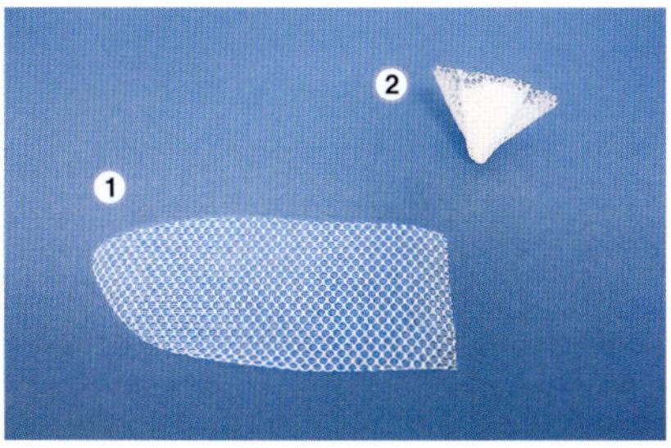

◀メッシュとプラグ
閉鎖に用いる医療材料は多種多様である。メッシュプラグ法では横筋筋膜に開いた内鼠径輪にプラグを差し込んで閉鎖し，メッシュを当てて横筋筋膜を補強する。

鼠径ヘルニア根治術の手順

STEP 1 外鼠径輪の確認

1 ここでは，最も頻度の多い男性の外鼠径ヘルニアの手術の手順を概説する。

麻酔がかかったところで，外鼠径輪のおおよその位置を確認する。外鼠径輪は直上からは触れないが，皮膚にたるみのある陰嚢から指を入れると，恥骨の上縁にトンネル型に触れることができる。

閉鎖するのは横筋筋膜にある内鼠径輪で，外鼠径輪より2～3 cmほど頭側外側にあるが，これは触知できない。

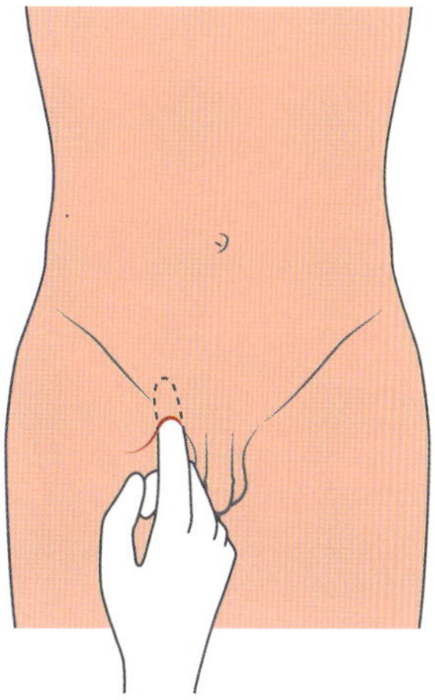

STEP 2 皮膚切開

2 手術の第一歩は外腹斜筋腱膜の外鼠径輪を確認することである。
先に指で確認した外鼠径輪の 1 cm ほど頭側で皮膚切開を加える。外鼠径輪は外腹斜筋腱膜と恥骨上縁からなり，皮下脂肪の下にあるので皮膚切開をした時点では見えない。皮下脂肪をペアンと筋鈎で鈍的に分けて，外腹斜筋腱膜に達する。途中，皮下脂肪層内を走る血管が出るので，これを結紮・切断する。

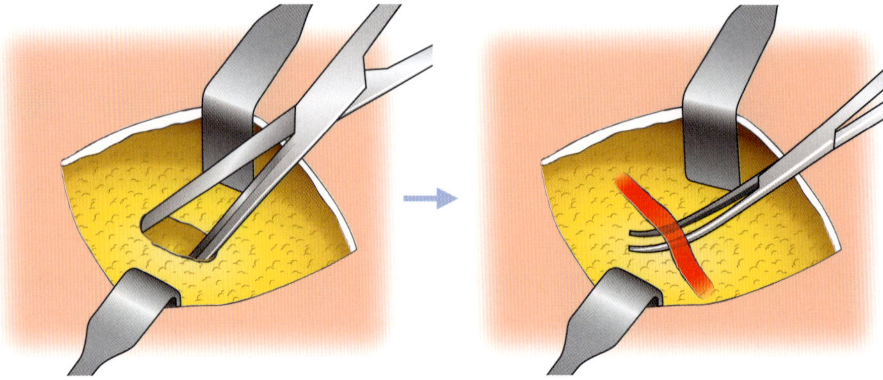

Q&A

Q ヘルニアの手術は，術者が「今，何をしているか」がわかりにくいのだけど・・・

A ヘルニアの手術がわかりにくいのは，術者も同じです。視野が狭く見えにくいだけでなく，ヘルニアの大きさや位置が人によってまちまちで解剖がわかりにくく，「内鼠径」か「外鼠径」かも手術が進まないとわかりません。
手術の節目は，精索にテーピングをした時，内外が判明した時。術者の会話に聞き耳を立てて手術の進行状況を把握し，次に使う器材の準備をしておきます。

3 さらに鈍的に脂肪を割っていくと，白く光る外腹斜筋腱膜に達する。ここから脂肪を押し分け外腹斜筋腱膜を広めに露出すると，先ほど触れた外鼠径輪が見えてくる。

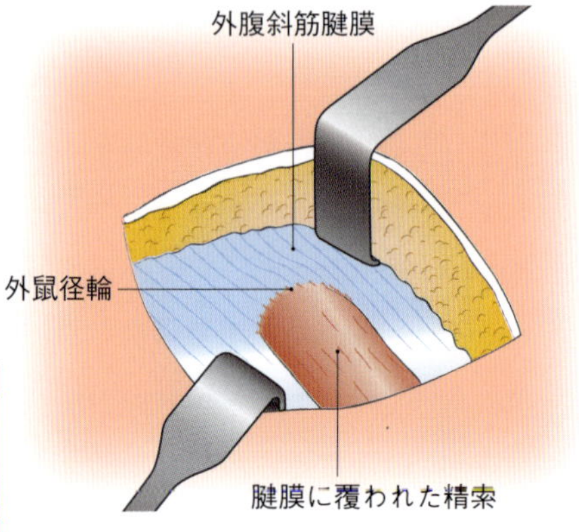

断面図

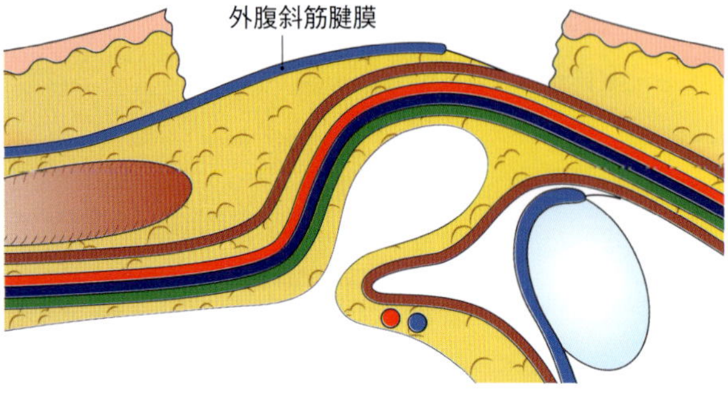

STEP 3 精索の露出

4 外腹斜筋が半円状のふちとなって，ここから地下鉄が地上に出てくるように，やわらかい 1 cm ほどの太さの索状物が陰嚢に向かって伸びている。これが精巣動脈・静脈，精管，さらにヘルニア嚢などが含まれた精索で，薄い筋膜で包まれて一束になっている。

Q&A

Q どのタイミングで，鑷子や鉗子を有鈎から無鈎に変えるの？ 有鈎と無鈎の違いは？

A 有鈎の鑷子や鉗子には先端に爪が付いていて，組織に食いこむ構造で強力に組織を把持します。その分，挟まれた組織は挫滅します。
皮下組織や筋膜（筋層）までは有鈎鑷子・鉗子でしっかりつかみますが，そこから先は無鈎鑷子・鉗子で組織を愛護的につかみます。

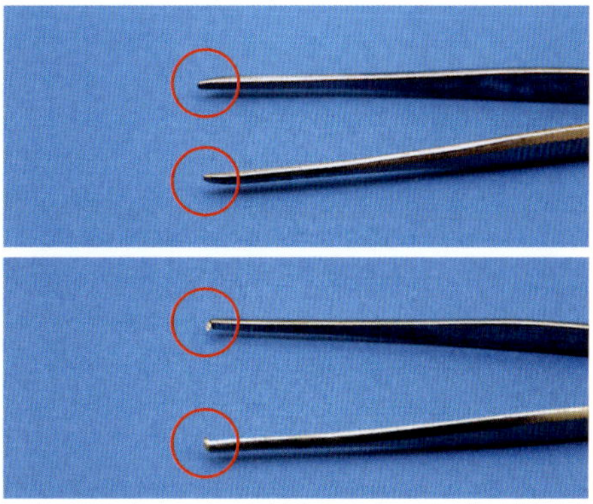

▲無鈎鑷子（上）と有鈎鑷子（下）

5 外鼠径輪を形成する外腹斜筋腱膜のふちをコッヘルで把持し，ここから精索に沿ってペアンを入れ，鈍的に剥離したのち外腹斜筋腱膜を切開する。

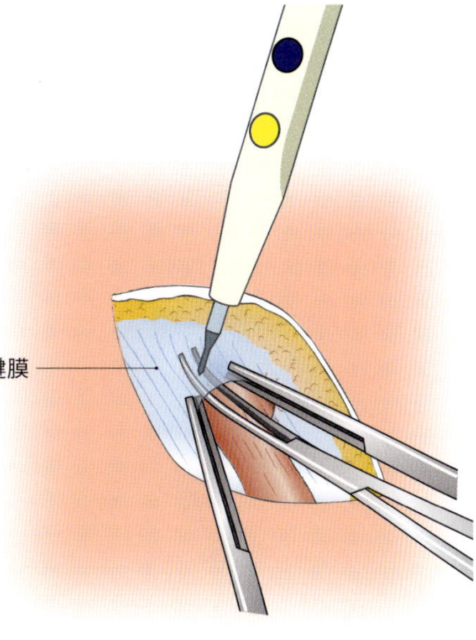

Q&A

Q 「鈍的」に剥離するとはどういう意味？

A 鋭利なメスやはさみで組織を切断することに対し，組織を切り分けるのではなく指やペアンなどで癒着をはずしたり，結合組織を押し分けて広げていくことです。
具体的には，ペアンやケリーを閉じたまま差し込んだのちゆっくり広げます。血管や組織はやわらかく弾力があるので，ちぎれることなく押しのけることができます。ただし力加減や部位を間違えると血管や組織を損傷するので注意が必要です。

6 外腹斜筋腱膜を切り開くと，内腹斜筋の筋肉塊と精索が見える。

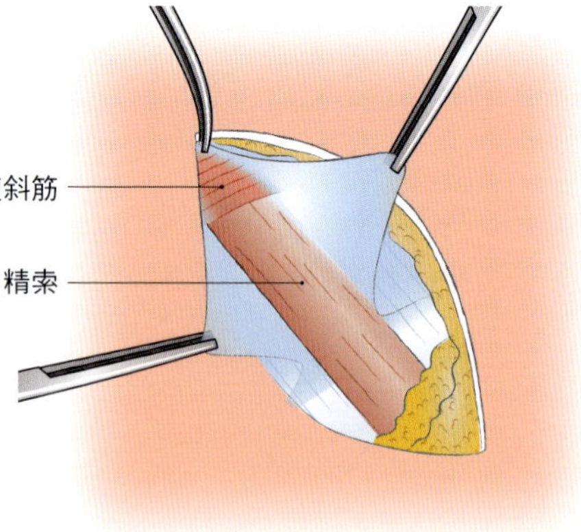

STEP 4 精索のテーピング

7 精索を周辺筋膜から剝離する。腹側は横筋筋膜と付着している。切り開いた外腹斜筋腱膜に沿って左から右からと鈍的に剝離し，精索を筋膜に覆われた一塊の束として扱う。時間をかけるところだ。

剝離が精索に切り込むと動静脈や精管がばらけて解剖がわからなくなり傷つける危険があるだけでなく，その後の手術が困難になる。

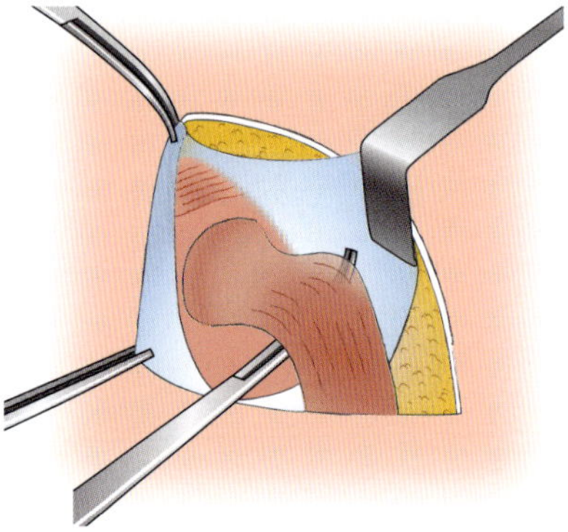

8 筋鈎やペアン鉗子あるいは指で左右から剝離を進め，左右がつながったところでテーピングをする。

テーピングして引き上げた奥には，薄く頼りない横筋筋膜が見える。精索が横筋筋膜層から漏斗状に立ち上がる所が内鼠径輪になる。

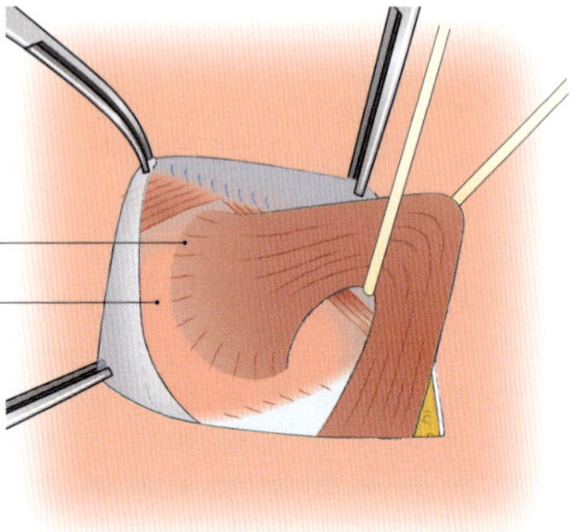

断面図

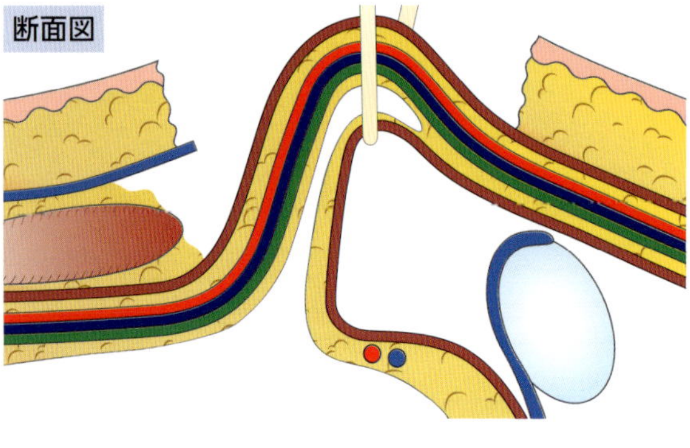

STEP 5 内鼠径輪の確認

9 精索を覆う横筋筋膜の薄い筋層をペアンですくい，横筋筋膜を開くと腹膜前脂肪組織が黄色く見える。

精管，精巣動静脈などでないことを確かめながら切開する。

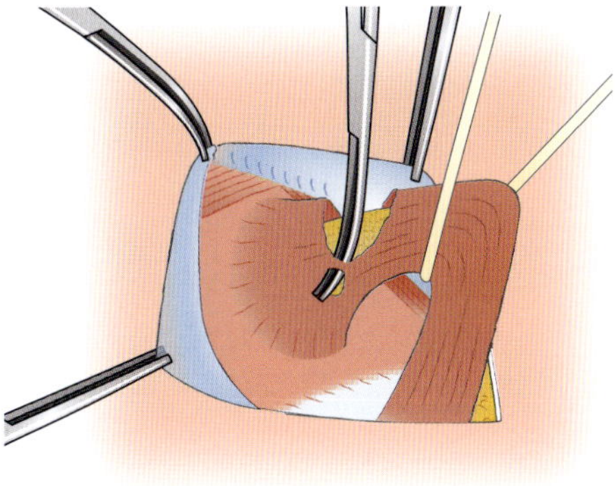

10 切開を伸ばして全周につなげる。横筋筋膜に開いた円形の孔がこれから修復する内鼠径輪である。

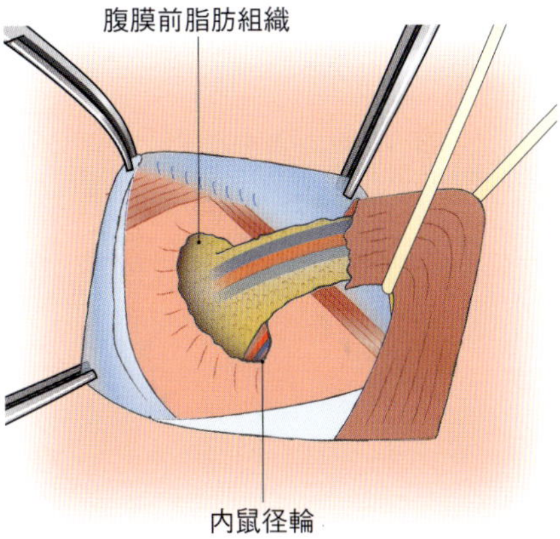

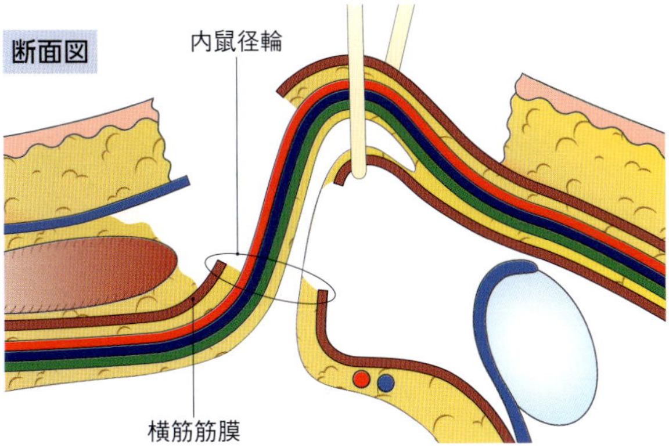

こんな時は？

- 誤って精管を切断した時

➡ 精管の損傷は生殖機能に直結する。左右両側にあること，年齢などで対応が異なる。
再建する時はナイロン糸で 4 針縫合する。再建しない時は切断端を 2 重結紮で確実に閉鎖する。可能なら泌尿器科に相談する。

11 次にヘルニア嚢を見つける。精索の脂肪の塊から，まず切ってはいけないもの（精管，精巣動静脈）を確認する。

精索は脂肪の塊にしか見えないが，指でつまむと精管は中に芯のある硬さで触知し，動静脈が並走している。

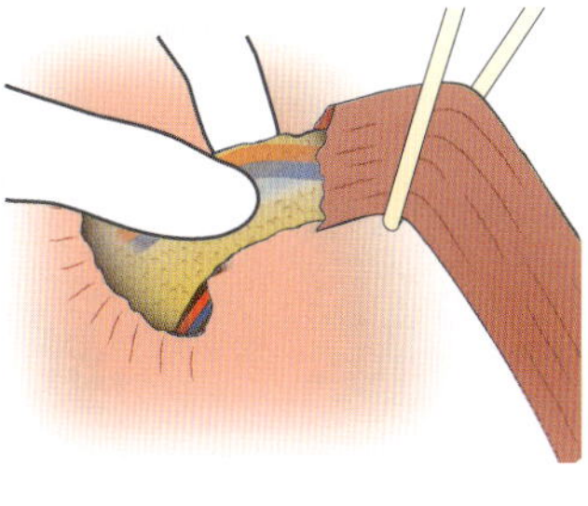

12 精管と精巣動静脈を確認したら，それ以外の結合組織の塊の中からヘルニア嚢を探す。ヘルニア嚢はしぼんでいて，見ただけではわかりにくい。指で挟んで揉むと薄い布を2枚挟んでこすったような感触がある（シルクサイン）と言われるが，これもまた実際にはわかりにくい。

それらしい膜構造があったら小切開を加え，内腔があってそれが腹腔内につながっていればヘルニア嚢と確定する。

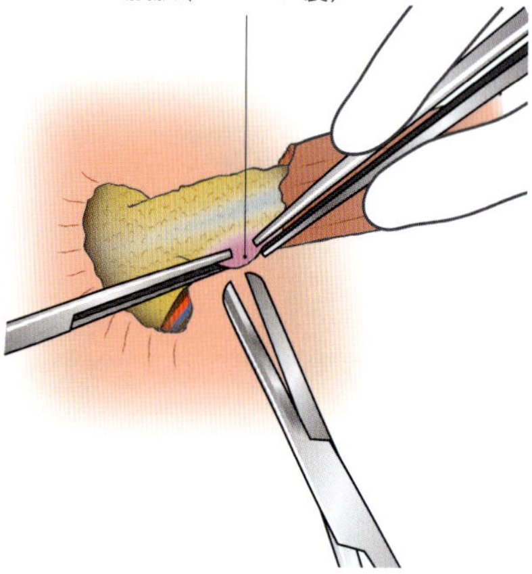

STEP 6 ヘルニア嚢の処理

13 ヘルニア嚢を全周にわたって切開し，ヘルニア嚢を離断する。腹腔側は断端をモスキートペアンで把持しながら，吸収糸で貫通結紮により閉鎖する。

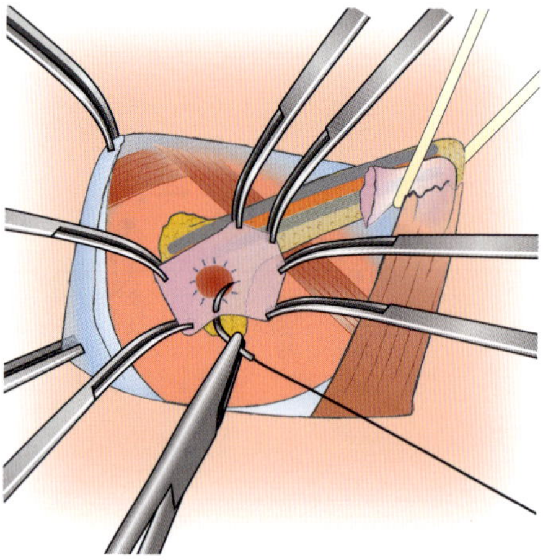

ヘルニア嚢の腹腔側の断端が横筋筋膜の奥に引き込まれる程度まで剝離する。ヘルニア嚢を剝離する時のポイントは，精管や動静脈をヘルニア嚢からはずすのではなく，ヘルニア嚢をそれ以外のものから剝がす要領で行うことである。

陰嚢側のヘルニア嚢はすべて切除することはせず，洞窟状に残す。残っていても支障がなく，すべて取ろうとして剝がす操作で血管や精管を傷つける危険性があるからである。

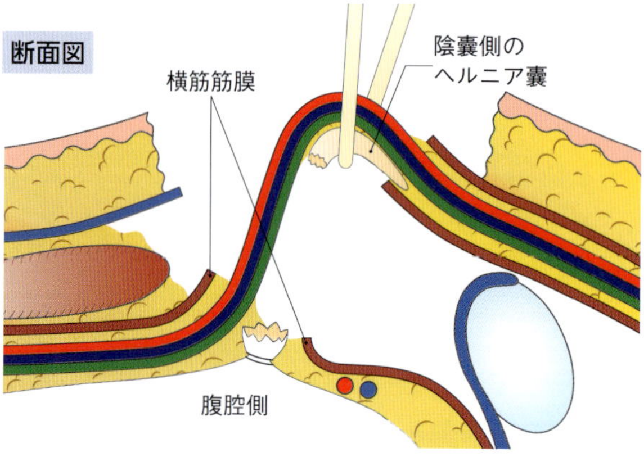

STEP 7 ヘルニア孔の閉鎖

14 横筋筋膜に開いた内鼠径輪にプラグを入れる。

内鼠径輪の辺縁をモスキートペアンで 4, 5 か所把持し，そこにプラグを挿入する。プラグと横筋筋膜との隙間から，精管および精巣動静脈が出ている状態になる。吸収糸でプラグを横筋筋膜と 4，5 か所縫合固定する。

横筋筋膜は薄く頼りない感じがするが，心配はない。

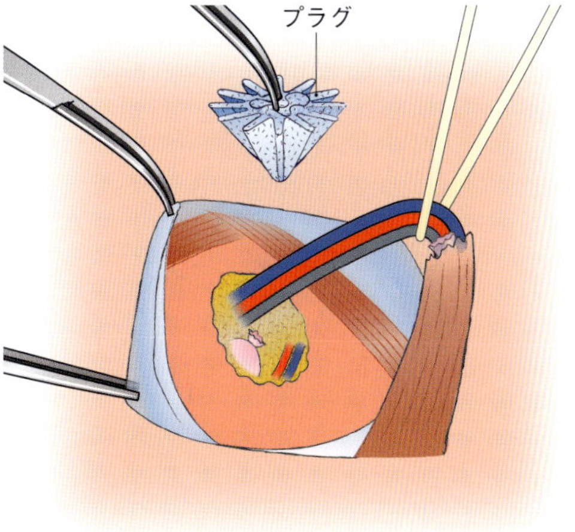

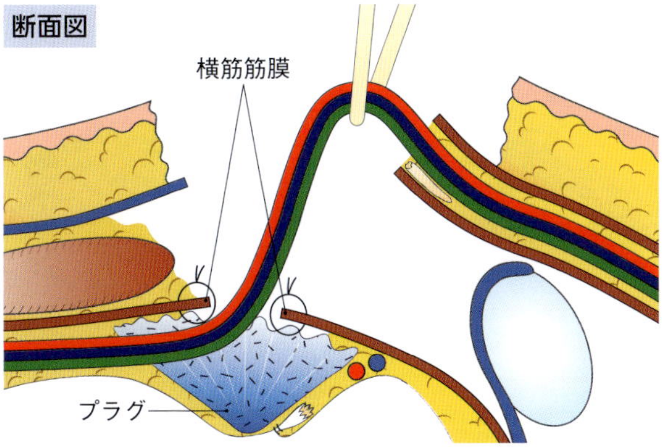

15 プラグを挿入した上にメッシュを乗せてヘルニア孔を閉鎖し，横筋筋膜の補強を行う。

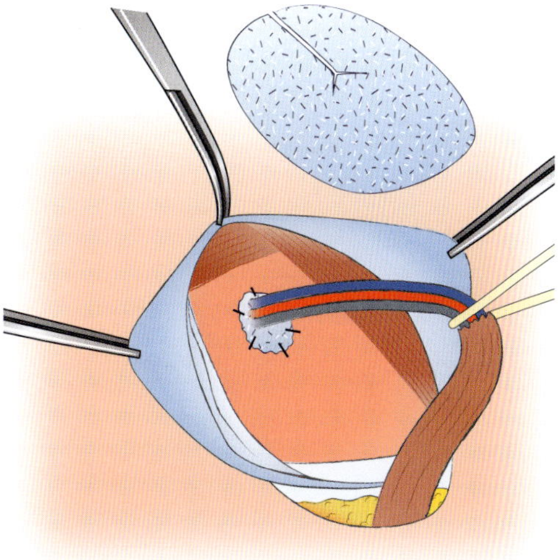

16 メッシュには精管と精巣動静脈が通る切り込みを入れて固定する。

ヘルニアの再発は，恥骨と腹直筋でできる角のある下縁内側に生じやすい。ここに隙間ができないように，腹直筋筋膜，恥骨骨膜，メッシュの3点をしっかり結紮する。他の部位はメッシュがずれない程度に固定すればよい。

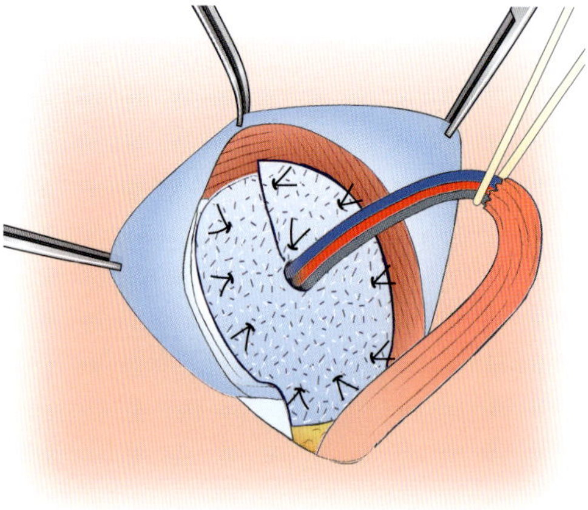

断面図

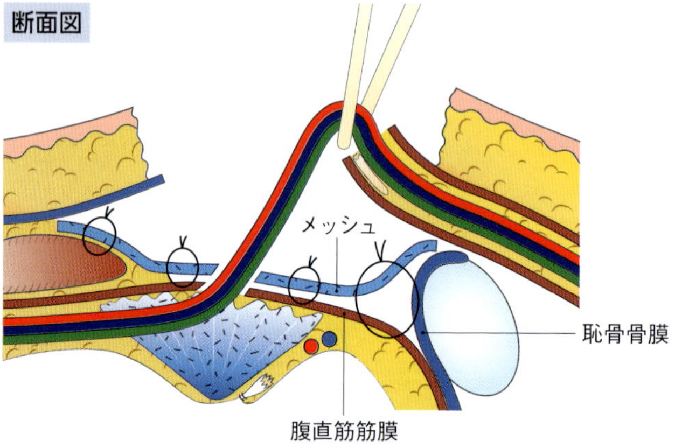

Q&A

Q メッシュやプラグを使用しない場合もあるの？

A いろいろな形のメッシュとプラグがあり，メッシュで横筋筋膜を補強するだけという手術もあります。また，小学校入学前の子どものように内鼠径輪が広いだけで横筋筋膜がしっかりしている時には，メッシュやプラグなどの人工物を使用せず，ヘルニア嚢を切断して内鼠径輪を縫縮するだけで済むことがあります。
なお，メッシュがなかった頃の手術は横筋筋膜を縦に切り裂いて2重に縫い直して厚くし，ちょうどよい孔の大きさになるよう縫合する方法で行われていました。

STEP 8 閉創

17 陰嚢で睾丸をつかんで引きおろし，精管および精巣動静脈のたるみを直す。

外腹斜筋腱膜の縫合閉鎖，皮下組織を合わせ，皮膚の縫合をして手術を終了する。ドレープの上から圧迫固定を行う。

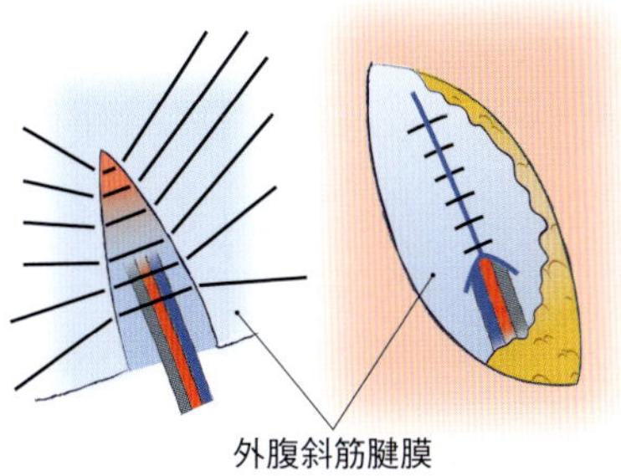

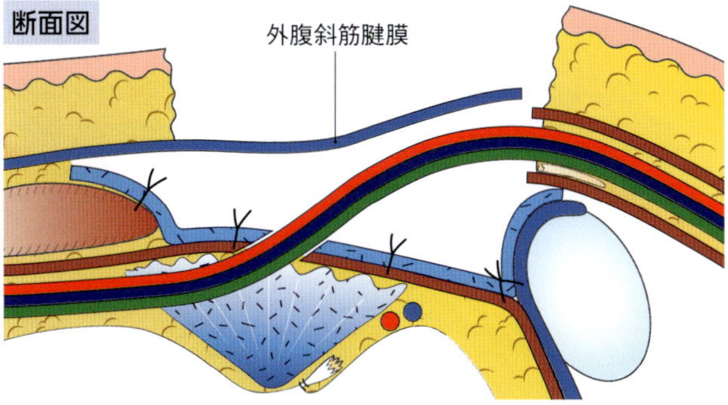

Q&A

Q 創部の圧迫固定は何のために行うの？

A 手術部位の術後出血を防ぐためです。術後，鼠径から陰嚢にかけてヘルニア嚢が出ていたところは隙間になります。じわじわした出血がここに溜まると，ヘルニアと同じような大きさの血腫ができることがあります。
特にヘルニア嚢が大きく剝離範囲が広かった場合，凝固機能が悪い場合，炎症や癒着などで術中に出血が多かった場合は血腫もできやすいため，圧迫固定が必要です。

術後の観察 Point

創感染

- 術後の感染を防ぐため，抗生剤投与，創部(発赤や痛み)の観察を行う。感染が人工物であるメッシュに及ぶと難治で，メッシュの除去が必要となる。

血腫

- 術後合併症として血腫ができることがある。ヘルニアの手術をした翌日，再発かと思われる同じくらいの突出ができて驚かれることがある。
- 高齢者が多く，抗凝固剤を服用しながらの手術になることも血腫の要因になる。血腫は 1～2 か月で自然吸収されるので心配しないようによく説明する。

ヘルニアの分類

鼠径ヘルニアはヘルニア孔の位置で分類される。

①ダイレクトかインダイレクトか？

弱くなった筋層を直接押し上げて腸が腹腔外へ飛び出るタイプをダイレクト（直接）ヘルニア，精管と精嚢動静脈が通る精索の中に腸が滑り込んで腹腔外へ出るタイプをインダイレクト（間接）ヘルニアと呼ぶ。

②下腹壁動脈の外側か内側か？

もう１つの目印は下腹壁動脈で，この動脈は鼠径部から頭側内側へ斜め上に向かって走っている。インダイレクトヘルニアはこの血管の外側に出ることから，外鼠径ヘルニアとも呼ばれる。ダイレクトヘルニアはこの血管より正中側（内側）に出るので，内鼠径ヘルニアとも呼ばれる。

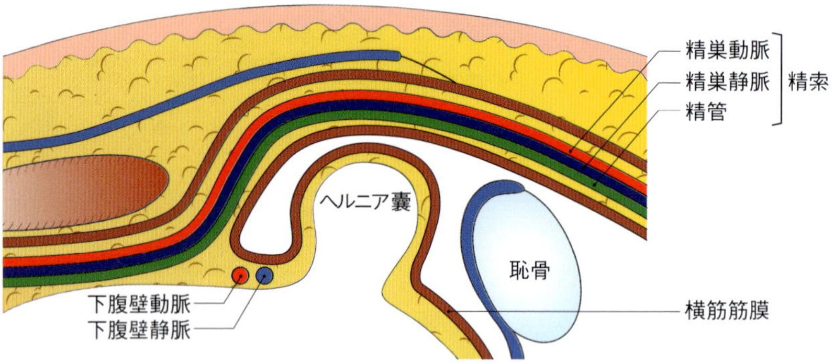

▲内鼠径ヘルニア（ダイレクトヘルニア）

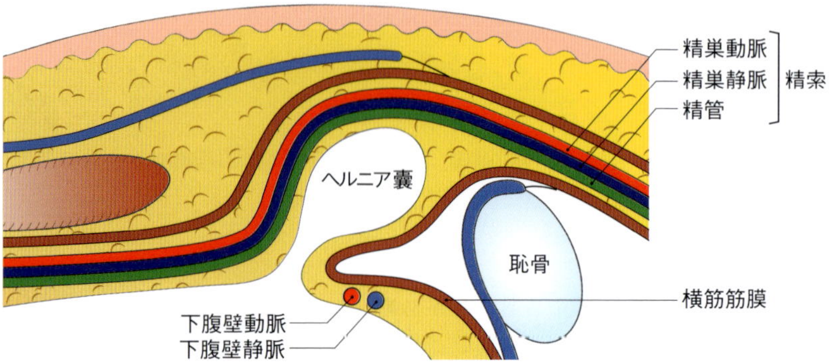

▲外鼠径ヘルニア（インダイレクトヘルニア）

10 乳房部分切除術

乳房切除術の概要

乳がんの治療方法

乳がんは乳房内に発症し，そこで広がり，腋窩をはじめ全身のリンパ節，多臓器（脳，骨，肝臓，肺など）への転移を起こす。治療方法は，がんの進行度に合わせて選択する（表）。

▼がんの進行度に応じた治療方法

がんの進行度	治療方法
乳房内腫瘍	手術
腋窩リンパ節転移	手術
温存乳房内のがんの遺残	放射線照射
腋窩以外のリンパ節転移	抗がん剤，ホルモン剤，分子標的薬
他臓器転移	抗がん剤，ホルモン剤，分子標的薬
骨転移	放射線照射
脳転移	放射線照射，ガンマナイフ

乳房切除術の変遷

乳がん患者の数は増加しており，手術件数も増えている。乳がんの手術は一般外科医の基本手技の１つであったが，専門医が担当するところも多くなってきた。看護師にとっては消化器と同じように頻度が高く習得すべき術式であるため，本書にも消化器に混じって乳房部分切除術を含めた。

乳がんの術式ほど大きく変わったものはない。以前の標準術式は，乳房全摘＋大胸筋・小胸筋切除＋腋窩郭清で，発案した医師の名前を付けてハルステッド手術といわれ，１世紀にわたりすべての乳がんに一律に行われていた。術後の外観の変容は著しく，胸のふくらみがなくなるどころか，えぐれて肋骨が皮膚の下に触れた。リンパ浮腫で上肢は腫れ，それを隠すための長袖の上着に腕が通らないほどで，患者は命が助かっても生きる気力を失うほどだった。

「がんを治して乳房も残したい」という患者の願いが実現したのは，乳がんは進行すると容易に全身に転移するため切除範囲を広げても治療成績が改善しないことがわかってきたことと，エコーやマンモグラフィーによる早期発見，手術以外の治療法の進歩（抗がん剤や分子標的薬などの薬物治療，ホルモン療法，放射線治療など），センチネルリンパ節生検による腋窩郭清の省略など治療技術の進歩があった。手術は治療の一部分となり主役の座を譲ったが，外科の目的は手術することではなく治すことなのだから，気にすることはない。

ここでは現在最も多く行われている乳房部分切除術＋センチネルリンパ節生検の手順を示す。

» センチネルリンパ節とは

乳がんはまず腋窩リンパ節に転移するため，この部位のリンパ節郭清が重要になる。しかし上肢のリンパ管も腋窩を通るため，腋窩リンパ節の郭清操作によってリンパの流れが遮断されると，上肢のリンパ浮腫が生じる。

以前は，郭清したリンパ節の病理結果が出て，リンパ節転移がなければ医療者側は「よかった」となるものの，術後の患者にしてみれば「リンパ節転移がないのに郭清して，こんなに腕が腫れてしまった」となった。腋窩リンパ節に転移がないとはっきりわかれば，余計な郭清をする必要はない。そこでセンチネルリンパ節だけを摘出し，病理検査に出すという方法が生みだされた。

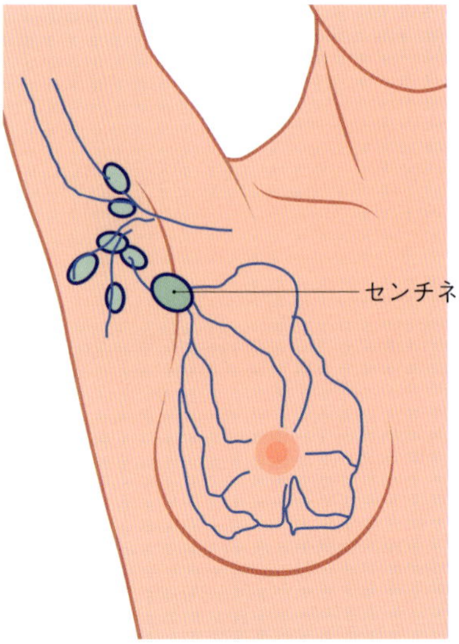

▲センチネルリンパ節

センチネルリンパ節とは，乳腺を走るすべてのリンパ管が腋窩に行く時，必ずここを通るという腋窩への入口のようなリンパ節である（図）。がん細胞はまず最初にここに転移するはずなので，**ここに転移がなければその先のリンパ節にも転移はないことになる**。

そこで，腋窩にあるたくさんのリンパ節のどれがセンチネルリンパ節なのかを見定める方法（ラジオアイソトープ法，色素法，ICG 蛍光法など）が開発され，センチネルリンパ節生検が広く行われるようになった。

» 手術全体の流れ

最初にセンチネルリンパ節を摘出し，迅速病理検査に提出する。乳腺切除の終った頃に病理検査の結果が出る。転移がなければ手術は終了だが，転移があれば腋窩の郭清を追加する。

乳腺の切除は，腫瘍の取り残しがないように腫瘍から 2 cm の距離で行う。術前のエコー検査で腫瘍の位置と切除ラインを確定しておく。皮膚を剝離し，乳腺を予定線で切断し，裏側は大胸筋からはずす。

乳房部分切除術の基本

体位

仰臥位。腋窩の処置がしやすいように患側の上肢を挙上し，肩の下に折りたたんだタオルを入れる。

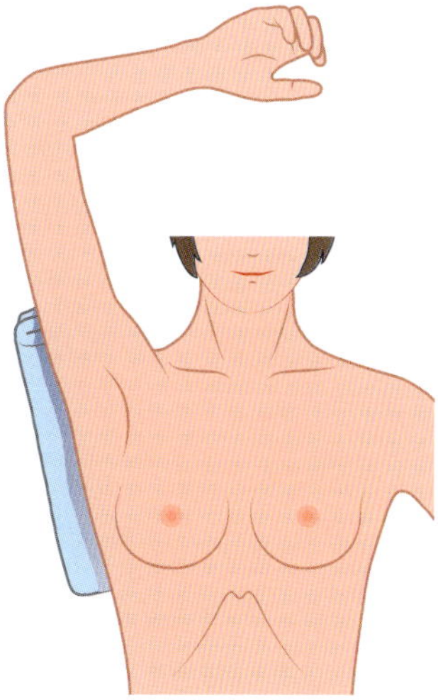

▲乳房部分切除術の体位

麻酔

- 全身麻酔（術後の痛みは内服薬でコントロールできるので，硬膜外麻酔は行わない）

手術に要する時間

- 1時間～1時間半（腋窩のリンパ節郭清を行う場合は，追加で30分ほど長くなる）

手術適応

- 乳がん。がんの特性と治療方法の組み合わせから，手術適応を考える〔→ p.113〕。

使用する主な器械

- アッペセット〔→ p.92〕
- 赤外線カメラ（①）
- モニター（②）

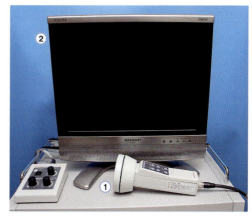

▲赤外線カメラとモニター

乳房部分切除術 + センチネルリンパ節生検の手順

STEP 1 センチネルリンパ節の同定

1 まず，センチネルリンパ節の生検を行う。当院では，センチネルリンパ節を同定する方法としてICGとインジゴカルミンの混合液を用いて，色素法とICG蛍光法を併用している。

麻酔がかかったら，ICG 2 mL＋インジゴカルミン 2 mLの混合液を腋窩側の乳輪辺縁の皮内に注射する。皮内に注射するのはかなり抵抗があり，皮膚が着色し盛り上がる。その圧力でリンパ管内に薬液が流れ込む。皮下に注射したのでは，リンパ管の描出まで時間がかかり鮮明に描出されない。

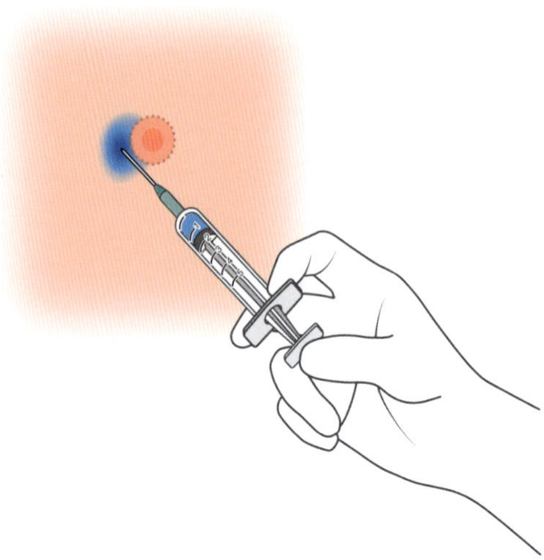

Q&A

Q ICGとインジゴカルミンを混合するのはなぜ？

A ICGは赤外線を当てると組織の奥にある部分が光って見えますが，その光は肉眼では見えません。インジゴカルミンではリンパ管やリンパ節が肉眼で青く見えますが，脂肪内に埋もれた状態では全く見えません。両方を使うことで，より正確にリンパ節を探し当てるのです。

2 術野の消毒を行い覆い布をかけて準備を終えた頃（およそ15分後）には，注射した色素が腋窩リンパ節に達している。

赤外線カメラを当ててモニターを見ると，乳輪近くの注射した場所は真白く輝き，そこから数本分かれた輝線が1つにまとまり脇の下へ続く。これがリンパ管で，消えたあたりで深く入り込んで腋窩へ向かっていく。

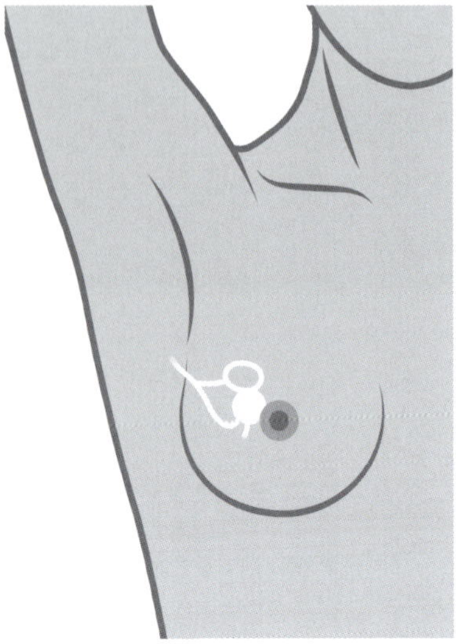

3 光るリンパ管が途絶えたところから腋窩へ 2 cm 先を目安に，皮膚切開を加える。鈍的に脂肪を分け，深在筋膜を破って腋窩に向けてさらに奥へ進んでいく。よく見るとうっすらと青く染まったリンパ管が見える。

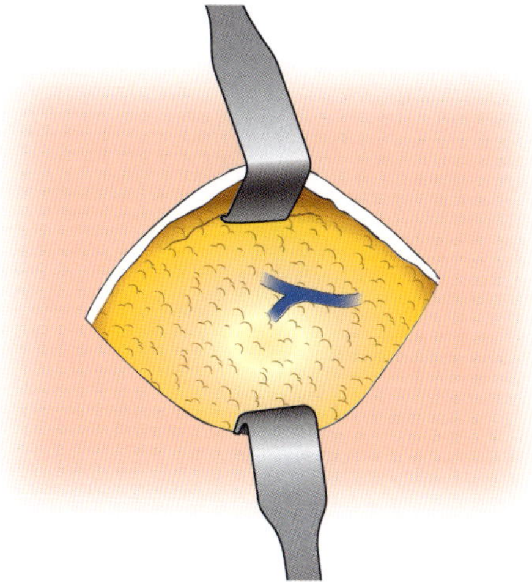

4 ここで再び赤外線カメラで観察する。一番奥にボーッと光る部分がセンチネルリンパ節である。ここをめざして脂肪を分けていくと，肉眼でもうっすら青く染まったリンパ節が見つかるので，これを掘り出す。光るリンパ節が 2～3 個見られる場合は，このうちのどれかがセンチネルリンパ節になるので，これらをすべて摘出する。

途中リンパ液が漏れ出すと，視野全体が光ってわからなくなる。リンパ節を探す操作の際にリンパ管をちぎらないようにし，切断してしまったらすぐに結紮する。

掘り出したリンパ節をただちに迅速病理検査に出す。結果が出る 40 分の間に乳腺切除を行う。

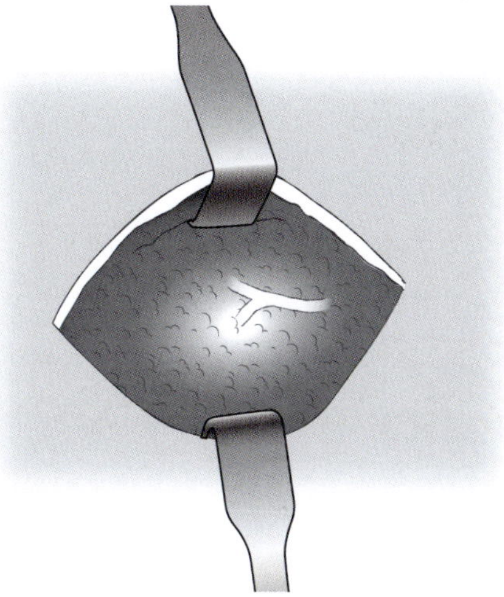

Q&A

Q センチネルリンパ節生検でがん細胞陽性であった場合は？

A 腋窩のリンパ節郭清を追加します。センチネルリンパ節摘出の創を伸ばして，大胸筋の外側裏側，腋窩動静脈周囲，その枝の胸背動脈・静脈・神経の周辺にある脂肪組織ごとリンパ節を切除・郭清します。

STEP 2　皮膚切開と皮膚の剥離

5　術前にエコーで確認した腫瘍の位置と，切除線をマーキングしておく。切除する乳腺の部分だけ皮膚を剥離できればよいので，皮膚切開の長さは最小限，かつ目立たないところとする。腫瘍が外側や尾側であれば，乳房の辺縁に沿ったり，内側であれば下着に隠れるようにする。

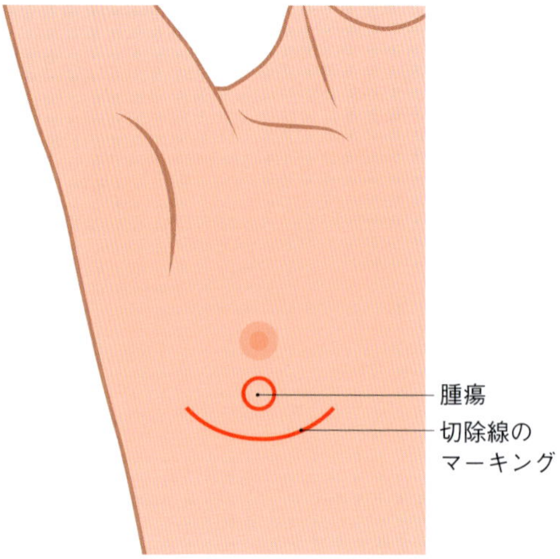

6　皮膚を剥離すると，触知できない腫瘤はもちろん，触診でよく触れる腫瘤でも腫瘤の位置がずれてしまう。皮膚剥離の後に正確な位置で乳腺を切除するために，乳腺に切除線をマーキングしておく。

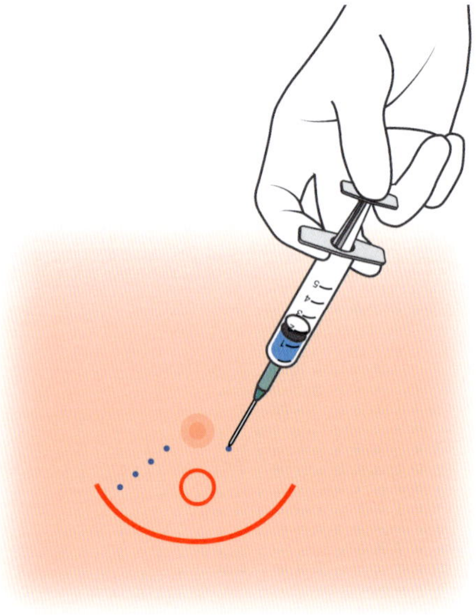

乳腺への切除線のマーキング

インジゴカルミン＋キシロカインゼリーを乳腺内に注射する方法では，切除線に沿って薬液を注射する。皮膚剝離をしていく時に青い注射跡が見える（図-a）。

糸を使用する方法では，ナイロン糸を深めに乳腺までかけて，皮膚剝離で糸が見えてきたら，皮膚から抜いて把持する。（図-b）。

a

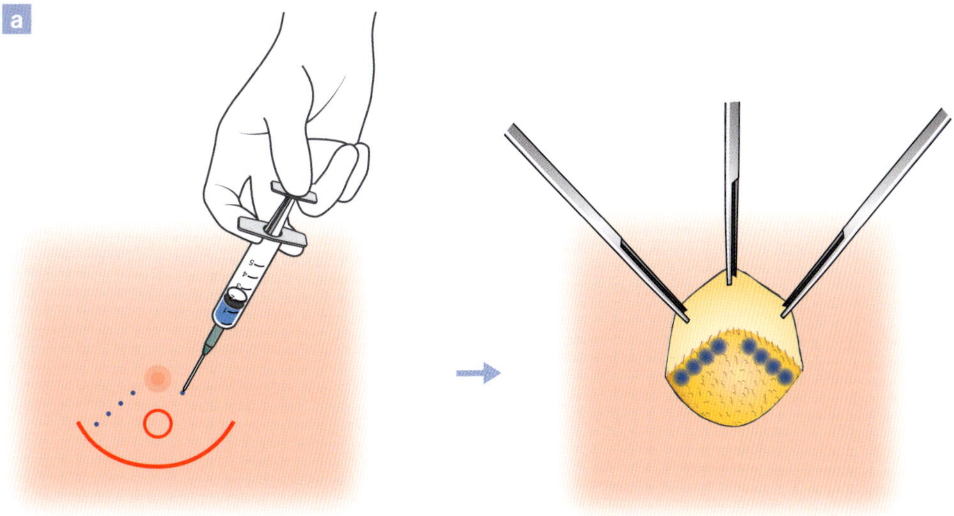

b

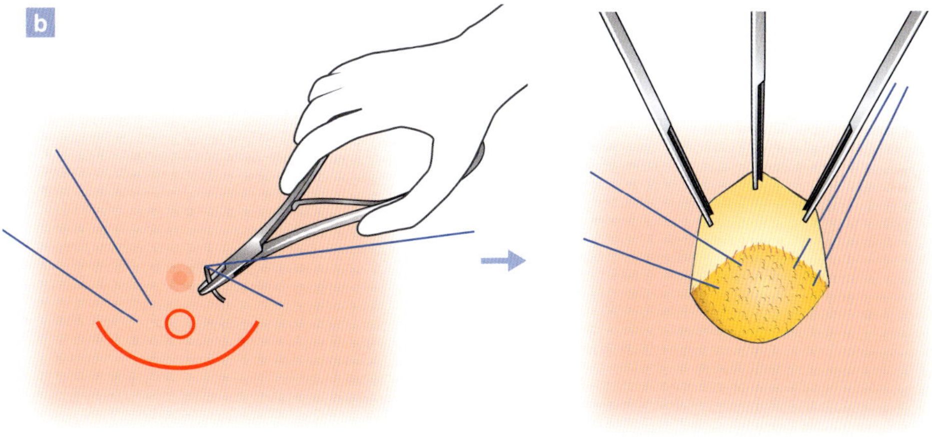

▲切除線のマーキング

7 メスで皮膚を浅く切開した後，2爪鈎でけん引し電気メスで真皮を切開して脂肪組織に入る。

真皮をけん引して脂肪から皮膚を剝がしていく。皮膚をけん引する方法は，フックや鋭鈎をかけたり，モスキートペアンで挟んだりなど，さまざまな方法があるので，執刀医の希望に合わせて器材の準備が必要である。

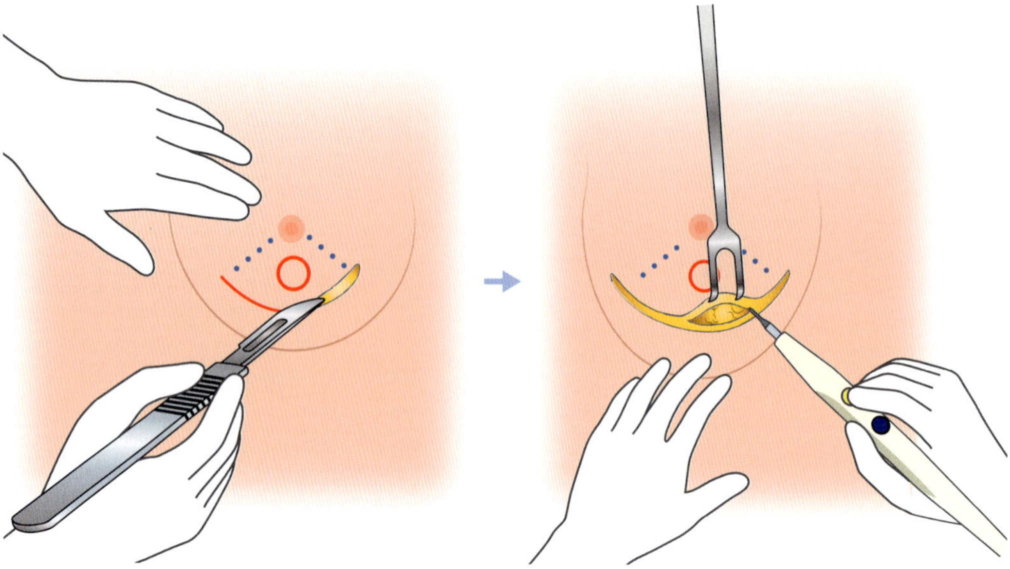

8 助手が皮膚を垂直になるように引き上げると，皮下脂肪内に結合組織の薄い層が見える。これが浅在筋膜で，ここを目安にすると乳腺に切り込まずに剝離を進めることができ，皮膚にうっすらと脂肪を残すことができる。

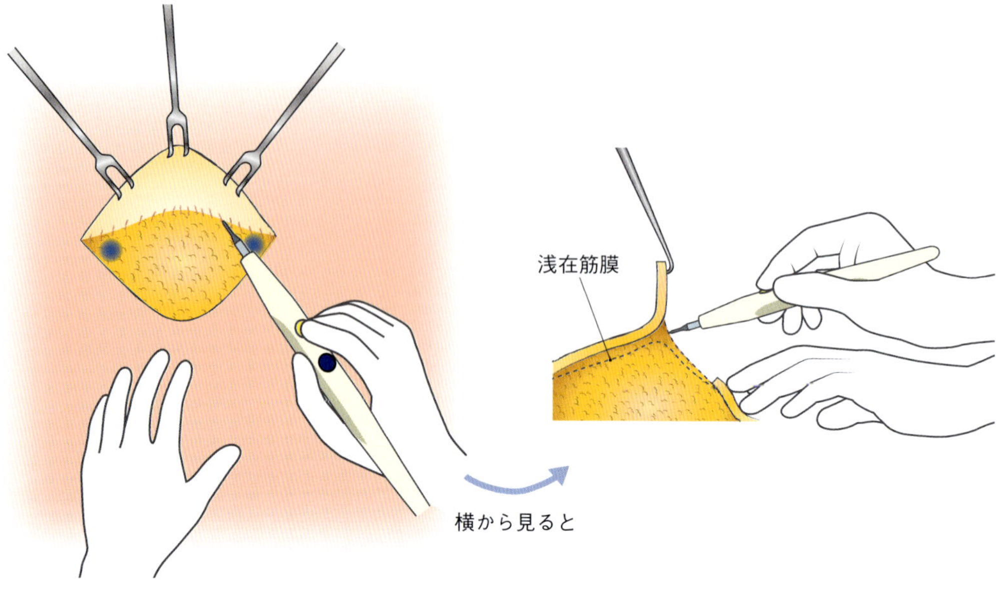

STEP 3 乳腺切除

9 マーキングに沿って電気メスで乳腺を切除する。乳腺の胸壁側は，大胸筋の筋線維が見えるように筋膜を一緒に切除してくることで乳腺の取り残しを防ぐ。

乳腺は，電気メスでゆっくり切り込んでいけば出血はないが，大胸筋から出ている血管は術後出血の原因になるので，まめに結紮しておく。

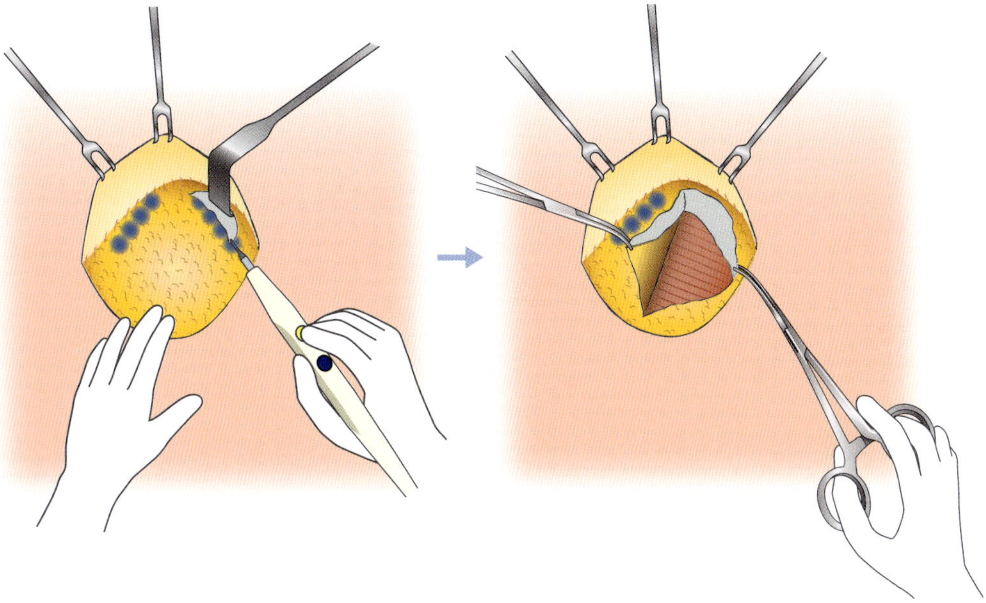

10 切り取った乳腺は，どこがどこの断端かがわかるように糸で目印を付ける。

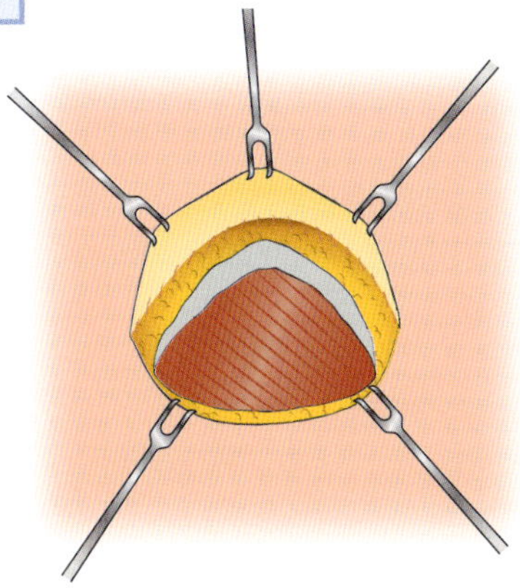

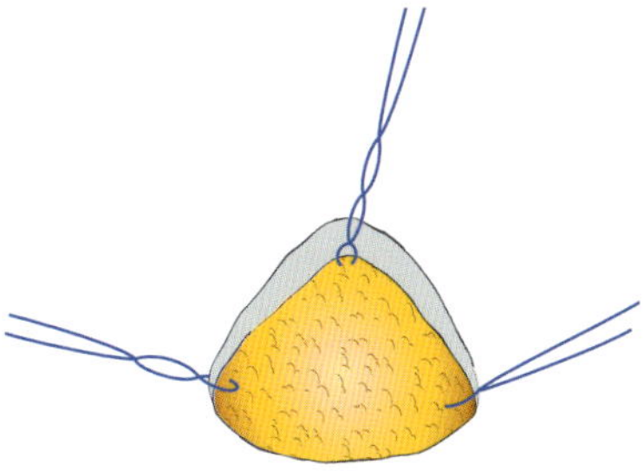

▲切り取った乳腺

Q&A

Q なぜ切り取った乳腺に目印を付けるの？

A 病理検査で断端にがん細胞陽性を認めた時，どこの断端かがわかるようにするためです。がんの正確な位置や断端までの距離の情報は，再発リスクの推定や追加治療のために必要です。

STEP 4 閉創

11 切除跡を生理食塩水で洗浄する。残った乳腺の断端を寄せて縫合し，隙間を閉じる。

乳腺組織を切除した部分の隙間に出血やリンパ液などの滲出液が溜まるので，ここにドレーンの先端を置く（隙間が生じなければドレーンは不要）。創とは別の部位に穿刺を行い，ドレーンを引き出す。

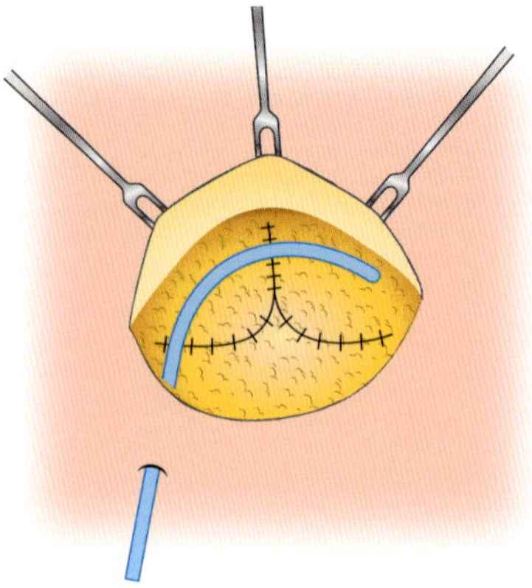

12 閉創する。まず吸収糸で皮下結合組織と真皮を縫合し，次に表皮を吸収糸で連続縫合する。皮膚表面はテープ固定を追加する。

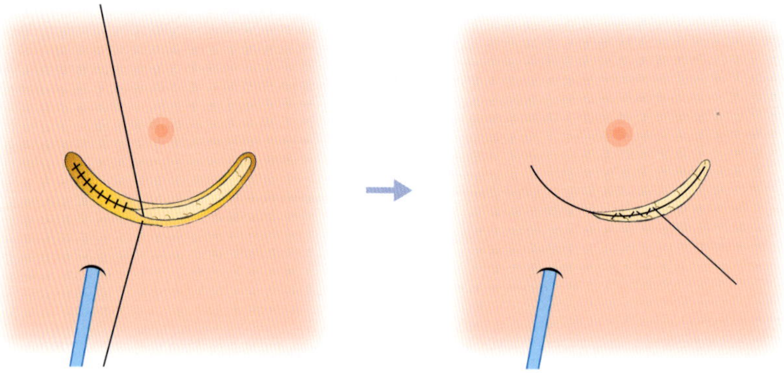

術後の観察 Point

この手術は侵襲が小さいので，麻酔から覚めれば普通に病棟内を歩き回り，飲水もできるなど回復は早い。ただし腋窩のリンパ節郭清を行った場合は，術後出血やリンパ漏が起きやすい。

術後出血

- 閉創時には十分止血を確認しているが，帰室した頃に出血が始まることがある。ドレーンから血液が排出される，乳腺切除部のくぼみがなくなり腫脹・緊満してくる，痛みが強いなどが発見のヒントになる。

リンパ漏

- ドレーンからの排液のほとんどはリンパ液で，通常は日に日に量が少なくなっていくが，ドレーンを抜いた後も乳腺切除後のスペースにリンパ液が溜まり，創部が緊満することがある。随時穿刺し吸引することで徐々に量が減り，自然に消褪する。

付録

血管結紮

血管結紮の方法は，結紮する部位や血管の太さによって使い分ける。いったん出血すると大出血の原因になる太い血管では確実な止血をするための方法を，切れやすい細い血管は損傷させないための方法を選択することがポイントになる。血管結紮は神経を使う上にスピードが求められ，器械出し看護師の役割が大きい。

結紮の方法・手順

1. 血管をケリーで挟み，切断・結紮する方法

切断する血管を2本のケリーで挟み，切断する。ケリーで把持することで血管を挫滅させやすいため，太い血管の場合にこの方法をとる。

ケリーで挟んでいるのでしっかり結紮できるが，ケリーがぶれると血管に力がかかり血管がちぎれたり，結紮と把持しているケリーをはずすタイミングがずれると不十分な結紮になる。

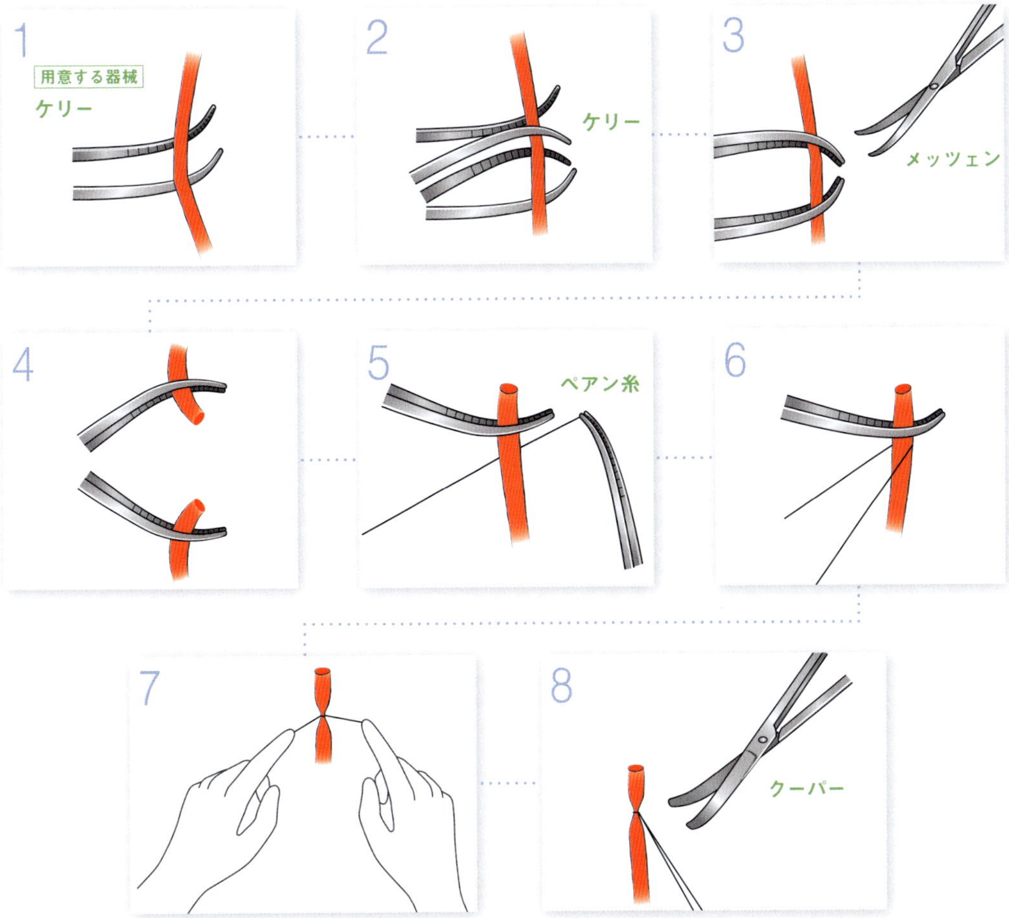

2. 血管をケリーで挟まずに糸をかけ，結紮・切断する方法

ケリーを通して糸をもらい，そのまま結紮する。ケリーで血管を挫滅させたくない場合やケリーを2本入れられない場合に行うが，糸の引き方で血管損傷を起こすことがある。

デリケートな結紮になり，執刀医は緊張していることが多い。器械が滞りなく出てくると助けになる。

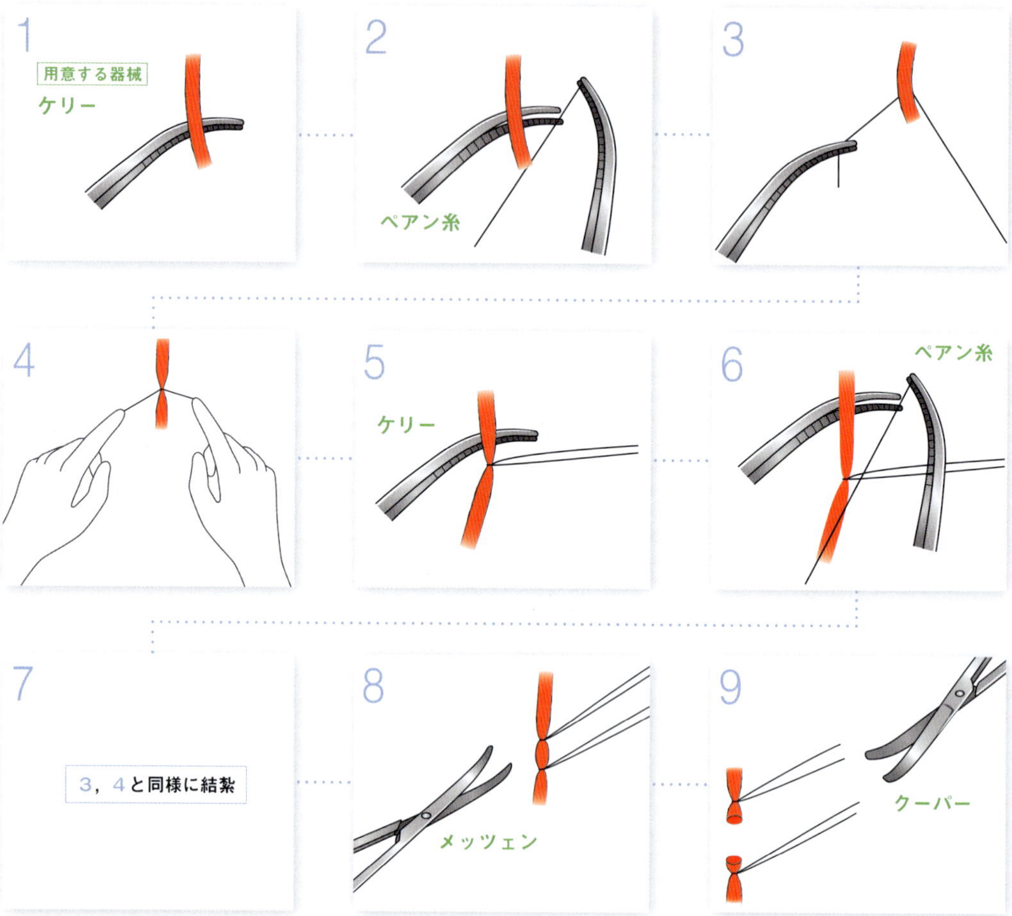

注意！

結紮の糸をペアンで把持して渡す時は，ペアンの先端で把持する。先端からずれて腹でつかむと糸が回せず，周辺組織に深くペアンを差し込むため危険。

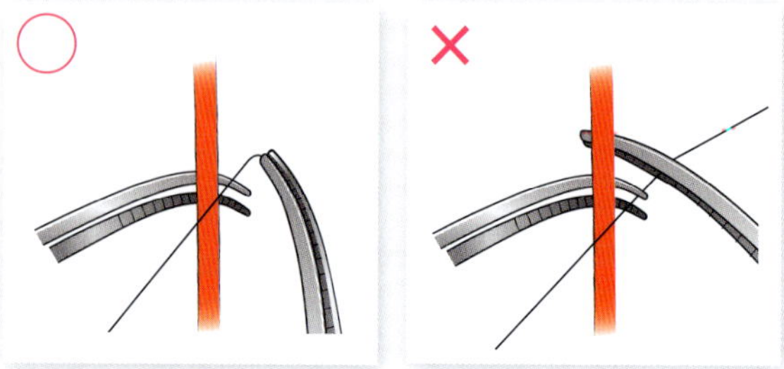

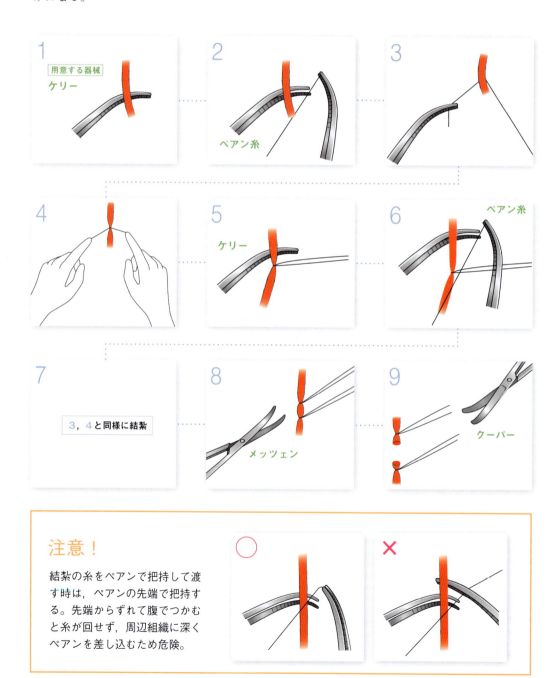

糸の種類と使い分け

1. 絹糸

撚《よ》り糸(編み糸)。手術中のほとんどの場面で使われる。やわらかく，結紮時の締まりがよく，ゆるみにくい。術後も溶けずに残る。数本の糸をねじり合わせた糸なので表面がでこぼこしており，糸を通すと組織が挫滅する。細くすると弱くなるため，極細の糸を作ることはできない。

最大の弱点は，糸の内部に隙間があるので感染しやすいことである。消化管吻合部はいつも消化液や食物・雑菌にさらされるため，糸がある限り炎症が消えない。閉創の筋膜縫合部の感染も糸を取らない限り治らない。

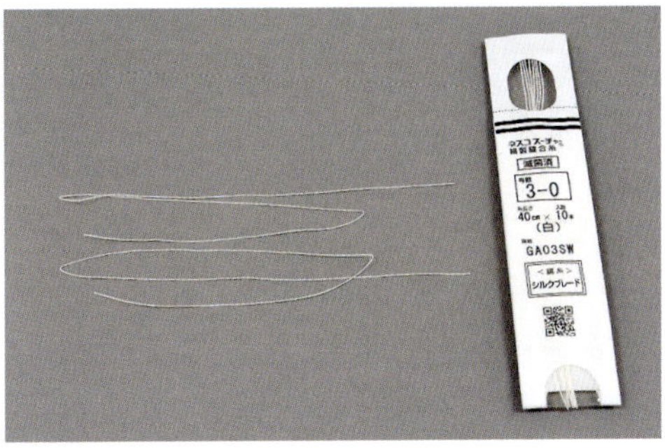

▲絹糸

2. 吸収糸

感染に弱い絹糸の解決策として登場した。糸があるから感染するので，糸がなければよい。そこで，時期が来ると溶けて消える糸が考案された。昔は羊の腸から作られたカットグットという糸だったが，現在は合成樹脂性になった。

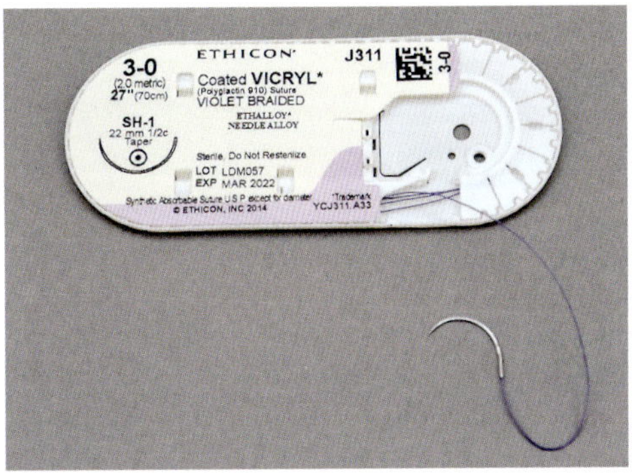

▲吸収糸

3. ナイロン糸

単繊維でできている。溶けずに永久に残る。ピンピンはねる感じで，しなやかさがない。結紮した時の締まりが悪く，ゆるみやすいので結紮は4回以上必要。永久に残るが，糸の内部に隙間がないので感染しにくい。細い糸を作ることができる。表面がスムーズで糸を通した時に組織の挫滅がない。皮膚など感染を起こしたくない部位や，血管など細かい作業で用いる。

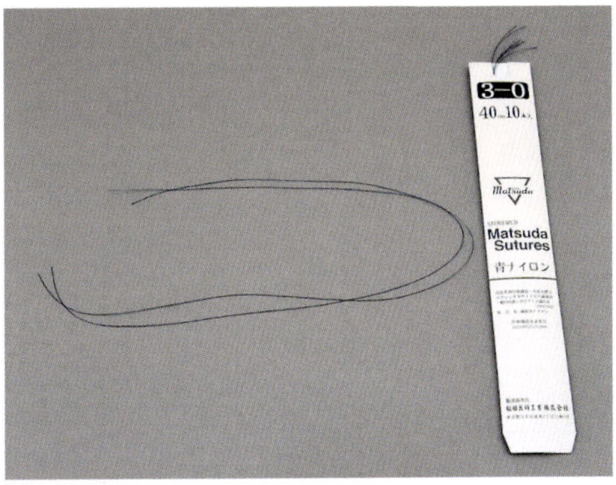

▲ナイロン糸

索引 INDEX

欧文

和文

あ

い

え

お

か

き

く

け

こ

さ

し